Reiki - Porträt - Buch II

Herstellung und Verlag: Books on Demand GmbH, Norderstedt

ISBN: 9783837008968

Bibliografische Information der Deutschen Nationalbibliothek. Die Deutsche Nationalbibliothek verzeichnet diese Publikation in der Deutschen Nationalbibliografie; detaillierte bibliografische Daten sind im Internet über http://dnb.d-nb.de abrufbar.

Inhaltsverzeichnis

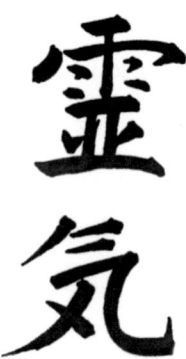

Vorwort
Das Reiki-Porträt-Buch II

Liebe Leserinnen und liebe Leser,

Das Reiki-Porträt-Buch II, Sie halten es gerade in den Händen, entstand so wie das Reiki-Porträt-Buch I, um allen Menschen, die Reiki noch nicht kennen einen Einblick in diese licht- und liebevolle Arbeit zu gewähren, damit Sie sich informieren und an „unserer" Reiki-Erfahrungswelt teilhaben können.

Beide Bücher enstanden für die Menschen, die auf der Suche nach sich selbst sind und nun vielleicht einen tieferen Einblick bekommen, womit sie die Suche vereinfachen können. Und es entstand für die Menschen, die bereits von Reiki hörten und ihr Wissen vertiefen möchten, ebenso für die Porträtierten und deren Schülerinnen und Schüler.

Aufgrund des Erfolges des Reiki-Porträt-Buches I, berichten wir in diesem Buch über weitere Reikimeisterinnen und Reikimeister, sowie Reikilehrerinnen und Reikilehrer. Sie finden im Reiki-Porträt-Buch II auch bereits im Buch I Porträtierte, die über ihren weiteren Weg nach dem Porträt im Reiki-Porträt-Buch I, ihre Entwicklung und vieles mehr berichten.

Ich lade Sie nun ein, licht- und liebevolle „Schicksalswege" lesen zu dürfen. Sie werden beim Lesen bemerken, dass es vielen der hier Porträtierten vielleicht auch einmal so oder so ähnlich ging auf dem langen Erkenntnisweg und gerade das könnte Ihnen viel Mut machen, sich dem inneren Weg und äußeren Weg anzuschließen. Ich wünsche Ihnen viele Aha-Erlebnisse, sensible Momente, Entspannung und freuen Sie sich mit mir und den Porträtierten, dass es möglich ist, uns sich Ihnen mitzuteilen. Vielen Dank an alle Beteiligten in diesem Buch und an diesem Buch für dieses Buch.

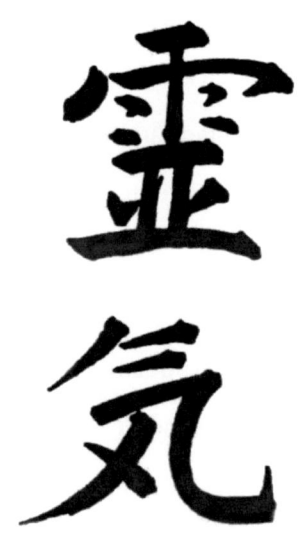

Die Porträts über „Reikianer"

Liebe Leserinnen und Leser, wir haben auf den folgenden Seiten viele Porträts über Reikimeisterinnen und Reikimeister, sowie Reikilehrerinnen und Reikilehrer. Einige der Porträtierten kennen Sie schon aus dem Reiki-Porträt-Buch I, andere kennen Sie neu für Sie. Diejenigen, die Sie schon kennen, teilen Ihnen wie in einer Reiki-Lebens-Fortsetzungsgeschichte mit, was sich bei ihnen weiter entwickelte.

Alles ist im Wandel, so auch die Menschen, die ich porträtiere und auch diejenigen, die weiter auf dem Reikiweg durchs Leben gingen. Es gibt täglich so viel Neues und Schönes, wenn wir bewußt und mit offenen Augen und klarem Herzen sehen. Natürlich können Reikigeber ab dem Grad II auch bereits eine Menge über ihre Arbeit erzählen und seien hier an dieser Stelle genauso erwähnt wie die Menschen, welche die Einweihungen bis zum Meistergrad und Lehrergrad durchlaufen haben. Jede Einweihung in jeden Grad setzt immer noch weiteres Potential frei, so dass ich mich auch in diesem Reiki-Porträt-Buch für die Darstellung einiger Meisterinnen, Meister, Lehrerinnen und Lehrer entschieden haben. Andere Meisterinnen und Meister werden nachwachsen und dann sicherlich auch noch sehr viel berichten können über das was Reiki mit ihnen „machte", sie veränderte, was sie erlebten und jede Menge Wissen an Sie weitergeben.

Ein wiederholter Hinweis an dieser Stelle. Es handelt sich bei den Porträts in keiner Weise um Werbung, sondern soll Ihnen als interessierte Leserinnen den Weg erzählen, den andere gingen. Vielleicht ist es ja auch das was Sie suchen, vielleicht spüren Sie heraus, wieviel Freude Reiki macht.

Freuen Sie sich nun mit mir und den Porträtierten auf die Beschreibung der einzelnen, individuellen Reiki-Wege und auf die schöne, lichtvolle, erlebnisreiche Welt dieser Reikimeisterinnen und Reikimeister, Reikilehrerinnen und Reikilehrer.

Die Porträts sind nach Postleitzahlen geordnet. Alle Porträtierten Reikimeister/innen und Reikilehrer/innen finden Sie auch im Internet unter www.reikimeisterliste.de. Ein Reiki-Gesamt-Verzeichnis für Suchende im Netz mit dem Anspruch alle Verbände, Organisationen, Gruppierungen zusammen darzustellen, im Sinne von Reiki.

Reiki schafft Verbindung, Einheit, Licht und Liebe.

Was ist Reiki?

Die am häufigsten gestellte Frage im Reikibereich lautet „was ist Reiki"? Es ist die Universelle Lebensenergie! Tja. Jetzt weiß jeder was gemeint ist?

Es gibt unzählig viele Erklärungen zu dieser Frage, von sehr einfach bis sehr kompliziert.Mittlerweile bekommt man hoch wissenschaftliches Material bis hin zu rein spirituellen, aber auch bodenständig irdischen Informationen.

Ich selber erkläre es mal anders. Jeder Mensch hat die Heilenergie Reiki in sich. Denn jeder weiß, wenn es ihm irgendwo schmerzt, legt er automatisch seine Hände auf die schmerzende Stelle. Die Mutter legt die Hände automatisch auf die schmerzende Stelle ihres Kindes. Es ist ein Reflex und das Urwissen um (mögliche) Heilung in jedem von uns. Dieses Wissen wieder bewußt zu nutzen, die Techniken zu erlernen diese Energie fließen zu lassen und zur Verfügung zu haben, ist es im Prinzip worum es geht beim Reiki.

In unserer westlichen Welt kam dieses Wissen viele Jahrzehnte viel zu kurz, wurde verdrängt und wird aber seit nunmehr 30 Jahren auch in Deutschland langsam nach und nach wieder entdeckt.

Reiki ist nichts neues, es ist uralt. Man schätzt das Wissen um die Heilkräfte unserer Hände auf ein Alter von 5000 Jahre und im Prinzip ist es so alt wie die

Menschheit oder unser Bewußtsein, es wurde uns mit auf den Weg gegeben, war immer da, egal wo wir waren.

Häufig liest man: Das Wort Reiki ist eine japanisches Wort und bezeichnet die spirituelle (nicht polare) Lebensenergie.

"Nicht-polare" Energieform heißt, sie läßt sich in ihrem Verhalten nicht durch Begriffe wie Yin und Yang, Plus und Minus oder andere Formen von Qualitäten beschreiben.

Jedoch kann dadurch die eigene Energie und die Aura erhöht werden. Reiki kann Sie dazu bringen, auf allen Ebenen lebendiger zu sein, kann den natürlichen Ausgleich von Anspannung und Entspannung fördern, dadurch kann der richtige Rhytmus entstehen, der Stoffwechsel könnte Schlacken und Gifte abbauen und könnte sie in harmlose Stoffe umwandeln oder könnte sie gleich ausscheiden.

Vitalität und innere Harmonie können zunehmen, die Ernährung der Zellen können verbessert und Kreativität und Beziehungsfähigkeit erweitert werden. Auch der seelische Zustand könnte nach einiger Zeit der Aufarbeitung von unabgeschlossenen, nicht verarbeiteten Belastungen, geklärt werden.

Wer Reiki erlernen möchte läßt sich einweihen in diese Heilkunst. Die Reiki-

Einweihungen selber erhöhen diese Energie, das heißt, sie verteilt sich in den 21 Tagen nach den Einweihungen im Körper, im Geist, der Seele und der Aura.

Wer einmal eingeweiht ist, kann sein Leben lang Reiki geben. Egal wie lange man auch mal pausiert, der Reiki-„Kanal" bleibt und verschließt sich nicht wieder.

Die Universelle Lebensenergie ist das Ki im Reiki und gleichzusetzen mit den Wörtern Qi aus Qi Gong, Chi aus Tai Chi, auch hier wird mit dieser Energie-gearbeitet.

Von denen, die in diese Heilkunst eingeweiht wurden, wird diese Energie vom Empfänger eingezogen über die Reiki-Kanäle zu den Hand-Chakren und kann dann so an den Empfänger abgegeben werden.

Der Reikigeber stellt sich sozusagen als Kanal zur Verfügung, die Energie durchfließt ihn und wird weitergegeben.

Wichtig für Reiki ist auch die geistige und körperliche Bewegung, die dann benötigten Ruhepausen, gesundheitsfördernde Lebensmittel und die Lebens-gestaltung. Auch diese wird automatisch durch Reiki gefördert. Man beob-achtet immer wieder wie sich Reikigeber und Reikinehmer im Laufe der Jahre positiv entwickeln, bewußter mit sich und ihrer Umwelt umgehen. Reiki ist eine erwärmende, lebendige Kraft, der man sich mit ruhigem Gewissen anvertrauen kann.

Ich persönlich sage es gerne noch anders: Körper, Geist und Seele sind die drei Säulen des Menschen, gleichermaßen wichtig, und gerät ein Bereich aus dem Gleichgewicht, zeigen sich Disharmonien im Körper. Dieses Gleichgewicht kann Reiki wunderbar wieder herstellen, so dass es dem Menschen wieder gut geht. Geht es ihm gut, neigt er nicht so sehr zu Krankheiten, somit sorgt Reiki für das Wohlbefinden.

Reiki hat in Deutschland einen ähnlichen Weg hinter sich wie zum Beispiel die Akupunktur. Erst wurde es belächelt, dann bekämpft und seit Anfang des Jahres 2004 offiziell anerkannt. Ein langer harter Weg für etwas das doch so selbstverständlich in allen von uns vorhanden ist.

Es gibt unzählige von Büchern, die klar definieren, was Reiki bewirken kann und deuten auf Eindeutiges hin.

Dieses Reiki-Portrait-Buch ist keine Werbung für Reiki, es ist Information über Reiki und porträtiert Menschen, die mit Reiki glücklich und zufrieden sind, die persönlich dadurch reiften, wuchsen, denen das Geschenk Reiki sehr viel gibt. Ich könnte auch Menschen porträtieren, die sehr viel Spaß am Umgang mit Modelleisenbahnen haben, denen das sehr viel gibt, Menschen, die Erfolge verzeichneten in der Meisterung von Lebenskrisen, auch ein sehr schönes Thema, ich könnte auch Ärzte und ihre Lebenswege porträtieren oder andere. In diesem Fall und in diesem Buch werden Menschen porträtiert, die ihren Reiki-Weg gingen. Bitte liebe Neider, liebe Gesetzgeber, liebe Menschen, sehen Sie es auch so und informieren Sie sich über alle schönen Wege, die dem Menschen gut tun (können).

Ob ein Mensch an etwas gesundet oder nicht liegt nicht in unser aller Hand. Jeder kann seine Kraft, seine Energie, sein Wissen dazu beitragen, aber ob es jemanden gut geht oder nicht liegt in den Händen anderer „Dinge". Ein Arzt kann sein ganzes Wissen in einen Patienten geben und doch kann es sein, dass dieser Mensch „abberufen" wird, ein Heilpraktiker kann sein ganzes Wissen in einen Menschen geben und doch kann es sein, dass es auch ihm passiert, dass sein Patient „abberufen" wird. Jemand der gesundheitspraktisches Reiki „gibt" kann auch nur versuchen es zum Besten zu geben und stellt darüber hinaus noch nicht einmal die Diagnosen des Lebens, noch die einer Krankheit oder Gesundheit, er gibt nur sein Bestes, genauso wie wir alle, die anderen Menschen helfen, das Leben besser zu meistern, schöner zu leben, vitaler zu bestehen und vieles mehr.

Ich wünsche mir mehr seriöse Zusammenarbeit in allen Bereichen die Menschen, Tieren und der Natur dienlich sind. Mehr sage ich persönlich an dieser

Stelle nicht, nur dass die porträtierten, gesundheitspraktisch Reiki zur Verfügung stellenden Personen in diesem Buch über ihren Weg mit Reiki berichten so wie andere über ihre Lieblingswege oder - bereiche.

Und fühlen Sie hinein,

                                                   sind.

                                       Buch

                             diesem

                      in

               Liebe

        und

     Licht

wieviel

Die Reiki Geschichte

Vorab sei gesagt, es gibt mittlerweile viele Überlieferungsvarianten. Ich suchte die „Reiki-Geschichte" aus, die mir in den letzten sechs Jahren am häufigsten in die Augen fiel.

Der japanische Wiederentdecker von Reiki war am Ende des 19ten Jahrhunderts in einem Kloster als Lehrer tätig.

Nach Gesprächen über die Heilkunst wurde Dr. Mikao Usui von einem seiner Schüler nach der Heilkunst von Christus und Buddha befragt, die durch Handauflegen geheilt haben.

Dr. Usui konnte darauf nicht antworten und hatte somit eine eigene Schwäche entdeckt.

Nachdem in Japan damals geltendem Recht mußte ein Lehrer, der auf eine Frage keine Antwort wußte, auf die Suche nach dieser Antwort gehen. Somit legte er vorläufig sein Lehramt nieder, um auf die Suche zu gehen.

Er ließ sich von seinem Abt beurlauben und bat um Erlaubnis, nach Amerika gehen zu dürfen, um in den heiligen Schriften der Christen nach der Antwort zu suchen.

Er fand auch Aufzeichnungen über die Heilungen, jedoch nicht wie sie ausgeführt wurden.

Er kehrte nach Japan zurück, erstattete Bericht und bat darum, in den Sanskrit - Schriften nach der Lösung suchen zu dürfen.

Auch hier fand er Aufzeichnungen über die Heilungen, jedoch wiederum keine Antwort auf seine Fragen.

Er erzählte dies seinem Abt und wollte dann an einen Ort 21 Tage fasten und meditieren.

So ging er auf den Berg Kuriyama, legte 21 Steine im Halbkreis um sich und begann zu meditieren.

Nach jedem neuen Tag schnippte er einen seiner Steine weg. Dann, als er nur noch einen Stein vor sich liegen hatte, bekam er des nachts beim Meditieren eine Vision, und die Symbole wurden ihm in einem unheimlich hellen, klaren Licht in sein Bewußtsein geschrieben. Dr. Usui fühlte sich trotz der 21tägigen Fastenzeit voller Energie und Kraft und begann sogleich mit dem Abstieg vom heiligen Berg.

Auf dem Weg nach unten zog er sich eine stark blutende Wunde an einem seiner Zehen zu. In einer Reflexbewegung hielt er seine Hand über den Fuß, und es geschah ein Wunder. Der Schmerz verging und die Blutung kam sofort zum Stillstand.

Im Tal angekommen, bestellte Dr. Usui sich in einem Gasthaus ein ausgiebiges Frühstück. Der Wirt warnte ihn, nach dem Fasten so ein üppiges Mahl einzunehmen.

Er verzehrte jedoch das ganze Mahl ohne die geringsten Beschwerden. Das war das zweite Wunder.

Die Enkeltochter des Wirtes litt seit Tagen unter starken Zahnschmerzen. Dr. Usui legte seine Hände auf ihr geschwollenes Gesicht und das Mädchen fühlte sich sofort wieder gut. Das war das dritte Wunder.

Dr. Usui entschied sich nach ein paar Tagen, in die Elendsviertel von Kyoto zu gehen und dort den Bettlern zu helfen, um ihnen ein besseres Leben zu ermöglichen.

Er behandelte in den sieben Tagen, die er dort war, viele Kranke. Jedoch sah er eines Tages die gleichen alten Gesichter und fragte diese, warum sie kein neues Leben begannen und sie antworteten, die Arbeit sei ihnen zu mühsam, sie wollten lieber betteln.

Dr. Usui weinte sehr, denn er hatte vergessen, die Dankbarkeit zu ehren, denn nur wer etwas von seiner Energie gibt, weiß den Wert der empfangenen Energie zu schätzen.

Er stellte unter anderem die fünf Lebensregeln auf,
die Sie am Ende des Buches finden.

霊
気

DIE PORTRÄTS

Auf den nun folgenden Seiten geht es los, viele wundervolle Reiki-Wege von

licht- und liebevollen Reiki-Praktizierenden. Alle sind verschieden und den-

noch verbindet sie eines, R e i k i .

PLZ 0

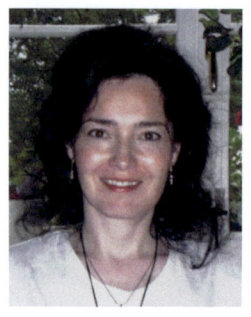

Rheandra Heike Kickeritz. Hallo liebe Leserinnen und Leser. Ich bin im Juni 1966 in Leipzig geboren. Ich wohne mit meinen Kindern in Markkleeberg, bei Leipzig und arbeite auch hier. Meine Praxis „healing touch center RHEANDRA" betreibe ich seit März 2003. Ich bin Reiki-Großmeisterin und -lehrerin. In meiner täglichen Praxisarbeit habe ich mein Ziel der Ursachenfindung der Probleme meiner Klienten gewidmet. Zu mir kommen größtenteils die Menschen, die ärztlich austherapiert sind, woanders nicht weiterkamen, beziehungsweise die Beschwerden haben, ohne dass organisch etwas festgestellt werden kann. Viele Ursachen liegen auch im Stress begründet.

Ich arbeite viel mit der Kinesiologie (Psycho- u. Angewandte K.), und eine ganze Reihe von Problemen lassen sich mit Hilfe des Familienstellens auflösen. Sehr oft mache ich Rückführungen, die sehr effektiv zur Auflösung von Allergien, Neurodermitis und schweren chronischen Krankheiten sind, aber auch genial bei der Lösung sämtlicher Probleme helfen. Ich arbeite in meiner Praxis sowohl mit Reiki als auch im Bereich der Geistheilung, je nachdem, welche Energien benötigt werden.

Ausbildung/Weiterbildung/Studium/Selbststudium: Abitur, Studium Pädagogik für Russisch und Englisch, Wirtschaftskauffrau, Heilpraktikerstudium. Fünf Jahre lang studierte ich Heilpraktiker und absolvierte dabei in diversen

Richtungen praktische Ausbildungen (z.B. Fußreflexzonenmassage, Ausleitung, Bach-Blüten-Therapie, Wirbelsäulenmethode nach Dorn, Psycho-Kinesiologie, Touch for Health und mehr). Dabei habe ich festgestellt, dass viele körperliche Symptome seelische Ursachen haben. Werden diese eigentlichen Ursachen aufgedeckt, ist meist die wirkliche Heilung erst möglich.

Seit Juli 2000 arbeite ich als Reiki-Meisterin in meiner Praxis viel mit Reiki. Einen anderen wichtigen Teil bilden die Gesundheits- und Lebensberatung, die Kinesiologie, Rückführungen und das Familienstellen. Zum Thema „Spirituelle Lebensberatung"- ich arbeite seit 1989 als Geistheilerin und bin Mitglied im „Dachverband für Geistiges Heilen e.V.".

Interessengebiete: geistiges Heilen, Tarot, Lenormands, Engelkontakte, Lichtarbeit, Kaballah, Kinesiologie, Familienstellen nach Hellinger, Rückführungen, Hypnose, Homöopathie, Bach-Blüten, Meditationen. Sehr wichtig ist für mich auch die Lichtarbeit für Krisen- und Katastrophengebiete. Ich bin der Meinung, dass wir unsere lichtvolle Kraft ganz intensiv und gebündelt auf unsere Politik richten sollten, damit wir gemeinsam einen besseren Weg einschlagen können, dieser Weg möglich wird.

Meine Anschrift: Rheandra Heike Kickeritz, Pater-Kolbe-Straße 4, 04416 Markkleeberg, Tel.: 0341/350 31 67, e-mail: rheandra@rheandra.de, Firmenname: „healing touch center RHEANDRA"

PLZ 1

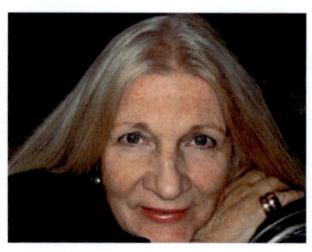

Guten Tag. Mein Name ist **MARIANANDA** (66). Seit vielen Jahren begleitet mich REIKI.

Reiki ist eines der unermesslichen Geschenke, das die GÖTTLICHE Kraft den Menschen geschenkt hat, direkt hinein in unsere Hände. Schon meine Mutter hatte „heilende Hände", und als Kinder versuchten wir immer, dass sie ihre Hände auf unsere verletzten „Stellen" legte.

Als ich vor vielen Jahren in Brasilien bei Heilern war, und „Hand - heilen" lernen wollte, schimpfte mich ein Heiler aus, indem er sagte: „Du hast diese Kraft in den Händen, nutze sie. Aber heile nicht soviel mit „deinem" Herzen, empfange diese Kraft vom Göttlichen und gib sie einfach weiter ".

Die Göttliche Kraft, Weisheit, Wahrheit, Schönheit, der Göttliche Wille, all dieses ist in Reiki enthalten. Ich empfinde mich in dieser Weisheit und in dieser Kraft als ein Instrument geborgen.

Was ich empfange als Geschenk, gebe ich als Geschenk.

Durch REIKI und durch SATSANG. Reiki ist Satsang in Aktion. Und was ist Satsang ? Satsang kommt aus dem Sanskrit und bedeutet soviel wie „in Wahrheit" zusammen sein. Dort versammeln sich Menschen miteinander um den Kreis der Stille, dessen Mittelpunkt symbolisch vom „Lehrer" erfüllt wird. Reiki fliesst wahrhaft aus der Stille. Je offener, empfänglicher und transformierter Deine Strukturen werden, desto ungehinderter und reiner, d.h. leerer kann Reiki heilend fliessen. Das gilt für beide: für den, der Reiki „gibt" als auch für den, der Reiki empfängt. Geben und Nehmen werden im besten Falle eines.

Kontakt zu Mariananda kannst Du herstellen über ihr Büro und ihre Assistentin Petra Klar unter folgender Telefonnummer: +49 - 30- 86 20 13 79. Alles Weitere kannst Du auf ihrer Web-Site lesen: www.enneagramtraining.de.

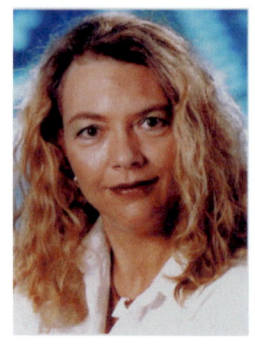

Claudia Buntrock. Reiki gehört seit Langem zum festen Bestandteil meiner Arztpraxis für Naturheilkunde, die ich seit 1992 in Berlin-Hohenschönhausen betreibe. Auch bei anderen Behandlungsmethoden gehe ich davon aus, dass weder der Therapeut noch das Medikament heilen. Vielmehr versuche ich, gemeinsam mit meinen Patienten die Selbstheilungskräfte des Körpers zu aktivieren und den jeweiligen Menschen als Einheit aus Körper, Geist und Seele zu behandeln.

2006 begründete ich das Zentrum für Ganzheitsmedizin und Prävention in dem von einem wunderschönen Park umgebenen Gutshaus Zachow im Landkreis Parchim bei Schwerin, um auch das Ambiente für Gesundheit und Wohlbefinden zu schaffen und einen Eindruck von Beständigkeit in unserer von Hektik geplagten Welt zu geben.

Ich bin 1961 in Berlin-Hohenschönhausen geboren. Dort ging ich zur Schule und habe meinen Lebensmittelpunkt, obgleich ich auch gern Wahl-Mecklenburgerin bin.

Nach meinem Medizin-Studium an der Humboldt-Universität absolvierte ich meine Facharztausbildung Allgemeinmedizin sowie zahlreiche Zusatzausbildungen auf dem Gebiet der Naturheilkunde. Neben der klassischen Schulmedizin hat sich meine ganzheitsmedizinische Betrachtungsweise als sehr erfolgreich erwiesen.

Meine Reiki-Ausbildung begann ich 1998 ebenso wie die parallel verlaufende Ausbildung im Reading, Besprechen und zur Rückführungstherapeutin aus einer schwierigen Lebenssituation heraus. Im Verlaufe dieser Entwicklung erkannte ich, dass Geben und Nehmen eine Einheit bilden und ich erst ganz am Anfang meines Traumes aus Kindertagen bin. Noch in der Schulzeit entwickelte ich nämlich eine Idee: Wenn jeder Mensch nur das Beste für alle Wesen um ihn herum will und tut, kommt so viel Freude und Kraft zu ihm zurück, dass es keinen anderen Ausdruck als Glück für dieses Erleben gibt. Dies war und ist für mich eine Lebensphilosophie, jedoch schützt sie in Kombination mit der Reiki-Weisheit „Gib anderen an Liebe was du zuvor dir selbst gegeben hast" vor der Verausgabung.

Inzwischen bin ich in einer von bedingungsloser Liebe getragenen Lebenspartnerschaft glückliche Wegbegleiterin und erfreue mich der Selbstheilungskräfte meines 80jährigen Vaters, die ihn seine zweite Krebserkrankung erfolgreich besiegen halfen. Mein Sohn geht in Liebe und Freiheit seinen eigenen Weg und meine Tiere (Hund und Katz) zeigen mir tagtäglich das Wunder von Reiki auf's Neue, denn nach Aussage unseres Tierarztes hätte unser Kater schon längst an Katzenleukose und Nierenversagen gehen müssen – doch er lebt nun schon seit 1999 sehr gut damit!

Ich wünsche jedem Menschen, dass er die Kraft der Liebe und des Lichtes in sich fühlen darf.

Dipl.-Med. Claudia Buntrock
Reiki-Meisterin und -Lehrerin
Tamseler Straße 56
13053 Berlin
Tel. 030/98 69 42 – 71
Mail: arztpraxisbuntrock@web.de - www.naturheilkundearzt.info

Zentrum für Ganzheitsmedizin und Prävention
Siggelkower Weg 2
19376 Tessenow/Zachow
Tel.: 038729 – 2241 – 0
Mail: assistenz@mvz-ganzheitsmedizin.de - www.mvz-ganzheitsmedizin.de

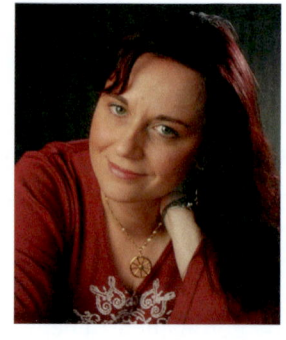

Petra Möller. Liebe Reiki – Freunde! Ich wurde im Mai 1968 in der Stadt Schwerin geboren und lebe mit meiner Tochter und meinem Hund direkt am Wald. Seit dem Jahre 2000 bin ich mit meiner ganzen Liebe und Energie auf dem Reiki – Weg. Ich habe es zu meiner Berufung gemacht, Menschen mit Erfahrungen und Wissen liebevoll ein Stück ihres Weges zu begleiten. Meine Reiki-Klienten und Schüler sehe ich als wertvolle Menschen, durch die ich selbst lernen und mich weiterentwickeln darf.

Ausbildungen / Weiterbildungen / Studium / Selbststudium: Als gelernte Pharmazeutisch kaufmännische Assistentin war ich 14 Jahre im Krankenhaus tätig, dann entdeckte ich Reiki und absolvierte Ausbildungen als Entspannungspädagogin und Gesprächspsychologin. Der Kontakt zu Engeln und den Aufgestiegenen Meistern wurde mir nach der Reiki-Großmeister-Einweihung von der geistigen Welt geschenkt. Nach verschiedenen Kursen (Channeln, Engelarbeit, Kristallarbeit) arbeite ich nun zusätzlich als Medium für die Aufgestiegenen Meister und Engel, sowie für die jenseitige Welt (Kontakt zu Verstorbenen). Denn meine besondere Zuwendung gilt Menschen die trauern. Reiki ist auch dabei ein wertvoller Wegbegleiter.

Interessengebiete: Spirituelle und ganzheitliche Bücher, ich schreibe selbst gerne Gedichte und Märchen; Natur; bin aus Tierliebe überzeugte Vegetarierin , liebe besonders meinen Hund Sunny, sowie Delphine und Wale und ich interessiere mich für alles, was mit ganzheitlichem Denken und Heilen zu tun hat und wünsche mir, dass unsere Erde wieder ein licht- und liebevoller Planet wird.

Mein Reiki-Weg: Nachdem ich meinen Vater und einige Jahre später meinen Mann auf tragische Weise verlor, einen Weg der Dunkelheit mit Krankheit und Leid beschreiten musste, kam ich eines Tages zu einer sehr lieben Tarot-Legerin. Diese gab mir den Ratschlag, es mit Reiki zu versuchen, weil es mein Weg zurück ins Licht sei. Nun bin ich unendlich dankbar, diesen Weg gehen zu dürfen. Im Jahr 2004 bekam ich durch meine beste Freundin die Möglichkeit, den Reiki-Großmeister zu erlangen. Seitdem geht es für mich weiter aufwärts. Ich behandle Mensch und Tier, weihe in alle Grade ein.

Der Weg mit Reiki ist mein Weg und meine Berufung, er macht mich glücklich. Ich wünsche mir, dass viele Menschen diesen Weg auch für sich entdekken, denn gemeinsam schaffen wir alles!

Licht und Liebe für Euch alle!

Meine Anschrift: Petra Möller, Ziolkowskistrasse 19, 19063 Schwerin. Tel. : 0385/2072127. Handy: 01734403343, email: yamara@arcor.de www.yamara.gyf.at.

PLZ 2

Sabine Rudolph-Nolte

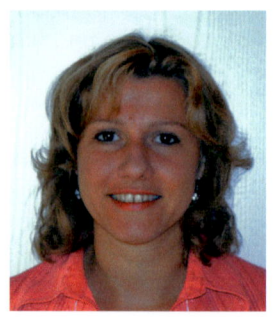

Haben Sie sich schon mal portraitiert, liebe Leserinnen und Leser? Das ist gar nicht so einfach. Da sitze ich vor einem leeren Blatt Papier und soll mich in einem kurzen Text vorstellen. Eine Herausforderung, aber ich will es versuchen!

Geboren bin ich 1969 in Herzberg/Harz und aufgewachsen in einem kleinen Örtchen namens Hilkerode, nahe dem schönen Duderstadt im Eichsfeld. Die Liebe hat mich dann mit Kind und Kegel in die Lüneburger Heide verschlagen und hier bin ich von ganzem Herzen glücklich. Mein Mann und ich bilden eine Patchworkfamilie und wir haben zusammen drei tolle Kinder.

Hier kann ich auch meinen Hobbys nachgehen: Ich lese immens viel, geniesse die Natur in allen Facetten, suche nach alten, vergessenen Kräutern und Gemüsesorten, umhege unseren Hund, die beiden Katzen und die „Mäuse".

Wie ich zu Reiki kam: Durch meinen größeren Sohn, der eine autistische Behinderung hat, habe ich Reiki kennen gelernt und die Wirkungen gesehen. Ich absolvierte deswegen meine erste Reiki Einweihung und bemerkte die Veränderungen an mir, ich wurde ruhiger, ausgeglichener, konnte anderen Menschen helfen aber auch mir selber! Das hat das Feuer für Energiearbeit in mir entfacht! Ich weitete meine Erfahrungen aus und die positive Resonanz meiner Umgebung machte mir viel Mut.

Es dauerte einige Zeit, bis ich es wagte mich meiner Bestimmung zu stellen - war ich doch im „bisherigen" Leben eine brave Bürokauffrau - doch 2004 wagte ich dann den Sprung, hauptberuflich als Reiki Meisterin zu arbeiten. 2005 absolvierte ich die einjährige Ausbildung zur Lichtarbeiterin und bekam anschließend die Anerkennung zu Heilerin beim Dachverband geistiges Heilen. 2006 macht ich Fortbildungen zur Bachblütenberaterin und Entspannungstrainerin.

Tagtäglich tun sich mir nie geahnte Wege auf und ich erlebe kleine und große „Wunder". Viele verschiedene Reiki Frequenzen haben mich seit Beginn meiner Ausbildung bereits gefunden und ich danke für die Fülle, mittels derer ich arbeiten darf. Ich erlebe meine Berufung zur Reiki Lehrerin und Lichtarbeiterin als das grösste Geschenk, dass ich jemals empfangen durfte und habe den Schritt nie bereut und möchte niemals mehr etwas anderes tun. Menschen zu helfen, Krankheiten zu lindern und Seminare zu geben gibt mir so viel Kraft, dass ich allen noch mal DANKE sagen möchte, die mich auf meinem Weg begleitet haben.

Meine Arbeitsbereiche: Ich bin Reiki Meisterin und Lehrerin verschiedener Reiki-Arten und Energiespektren.

Ferner bin ich anerkannte Heilerin des Dachverband geistiges Heilen. Bei jeder meiner Sitzungen lege ich besonderen Wert auf den Faktor Zeit und Gespräche.

Eines meiner Aufgabenschwerpunkte liegt in Rückführungen und Tiefenentspannungsarbeiten.

Wellness-Klangschalensitzungen sowie Energiemassagen entspannen und entkrampfen den Körper tiefgreifend.

Ich kombiniere mein Wissen mit Bachblüten und Edelsteinen, Kräuterkunde Das Erstellen von Kabbalahs und Numeroskopen runden meinen Wunsch ab, allen Menschen ganzheitlich helfen zu wollen und zu können.

Seminare: Meine Seminare gebe ich in Kleingruppen, auf Wunsch auch Einzeln. Ich bilde aus im Usui Reiki, alle Grade bis Grossmeister, aber auch in anderen Reiki Arten. Auch Fernweihen sind im Einzelfall möglich.

Ferner gebe ich Seminare in verschiedenen Themengebieten, einfach mal auf meiner Website stöbern.

Anderes: Im wöchentlichen Wechsel gebe ich Themenabende, wie zum Beispiel: freie Reiki Abende, Meditationen, spirituelle Gesprächs- und Arbeitsgruppen. Bei meinen Abenden ist Jeder willkommen, der aufgeschlossen ist !

Ich bin zu erreichen: Sabine Rudolph-Nolte, Wohlenbütteler Str. 72, 21388 Soderstorf. Tel.: 04132-933424, Mail: Energiestudio@yahoo.de, www.Sabines-Energiestudio.de.

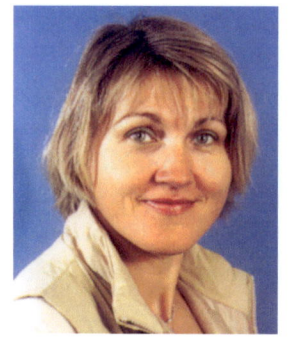

Karin-Maria Weber. Hallo liebe Leserinnen und Leser. Ich bin 1958 im Juni geboren und lebe im schönen Dithmarschen, 12 km von der Meldorfer Bucht, an der Nordseeküste, entfernt. Hier bin ich Zuhause in einem kleinen Dorf mit meinem Mann und noch zwei von unseren drei Kindern und vielen Tieren.

In unserem schönen alten Haus habe ich einen Beratungs- und Seminarraum und gebe auch Seminare außer Haus.

Ursprünglich komme ich aus dem kaufmännischen Bereich und ich lernte nach der Heirat meines Seelenpartners und Geburt unser drei Kinder, nach dem gemeinsamen Aufbau eines Handwerksbetriebes 1994 Reiki kennen. 1996 folgte die Ausbildung zur Reiki-Meister/Lehrerin, das Anbieten von Reiki- Seminaren und Behandlungen sowie die Weiterbildung zur ganzheitlichen Gesundheitsberaterin. Anschließend nahm ich an verschiedenen Kommunikationstrainings und Entspannungsseminaren teil und bin seit 2006 Autorin.

Dozententätigkeit: Anti Stress-Seminare/Körperbewußtsein. Vorstellen meiner Reikiarbeit auf Infoabenden, in Selbsthilfegruppen, Institutionen. Ab 2003 Reiki-Lehrerausbildungen, Engel- und Edelsteinworkshops, spirituelle Lebensberatung, für die eigene Persönlichkeitsentwicklung, für Paare und Eltern. Außerdem: Emotionale Bänder lösen, Chakren lesen, Fremdenergien trennen und verirrte Seelen ins Licht schicken. Ich beobachte immer wieder in meinen Seminaren, dass wirklich in jedem Menschen Heilerqualitäten vorhanden sind, und sie mit Reiki zu mehr Selbstliebe und harmonischem Miteinander führen. Lesungen empfangener Botschaften, von Engeln inspiriert, mit Buchverkauf und -versand, Vorträge und Workshops: Indigo Kinder verstehen.

Ich interessiere mich für: Tarot, Engel-, Elfen-, und aufgestiegenen Meisterenergien. Bewegung an frischer Luft und in meinem Garten. Engel malen, viel lesen, verfassen von Seelengedichten, Erdheilung und Spaß am Leben mit Reiki. Ferner interessiert mich: Untersuchen der kosmischen Gesetze: wie der Resonanz, Gesetz der Fülle, in Allem Liebe zu sehen, durch Wahrnehmung meines eigenes Erlebens und das meiner Umwelt. Es ist ein Geben und Nehmen.

Wie ich zu Reiki kam: schon als Kind sehr medial begabt, fand Reiki mich durch meine drei wundervollen Indigokinder. Als sie noch klein waren, fühlte ich mich seelisch und körperlich sehr oft überlastet. Reiki war für mich wie ein nach Hause kommen! Ich hatte das Gefühl, es schon irgendwie zu kennen. Wieder waren es meine Kinder, die mich dazu brachten mich der Reiki-Lehrerausbildung zu widmen, sie wollten unbedingt von mir eingeweiht werden! Ich lernte mit Reiki Dinge anzunehmen, die ich nicht ändern konnte, ich lernte mich anzunehmen und meine chronische Ungeduld legte sich, zum Segen meiner Familie. Ich danke tausendmal dafür. Ich habe wieder lachen gelernt, konnte wieder mit Engeln, Elfen und verstorbenen Seelen kommunizieren. Dieses Wissen lasse ich auch ganz leicht und humorvoll in meine Arbeit fließen.

Übrigens fühlen sich Indigo-Kinder (sehr starke Persönlichkeit, Sensibilität auch Nervosität, besondere Intelligenz) von Reiki oft angezogen, und Mütter, die sich selbst behandeln, können damit neue Verständnisebenen öffnen.

Meine Anschrift: Karin-Maria Weber, Hauptstraße 3, 25727 Krumstedt, Tel: 0 48 30 - 14 61, meine Homepage lautet: www.lichtundbewusstsein.de und meine Emailadresse ist: info@lichtundbewusstsein.de.

PLZ 3

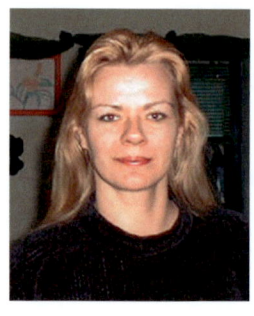

Manuela Naujoks-Gries. Hallo liebe Leserinnen und Leser. Ich bin im August 1965 geboren und lebe im schönen Niedersachsen mit Blick auf die Weserauen, mit meiner Tochter Kim und vielen Tieren. Vor vielen Jahren stieg ich ganz bewußt aus der hektischen Welt aus, beendete Karrieren und verzichtete gerne auf sehr viele materielle Möglichkeiten. Ein kleiner Verlag, den ich 1992 gründete begleitet meine tägliche Arbeit als Selbständige mit ausgesuchten Themen rund ums Menschsein und seit 1999 bin ich im Reikibereich zuhause. Als Reikimeisterin und -lehrerin macht es mir sehr viel Freude hier in idyllischer Umgebung Schüler einzuweihen, Menschen zu begleiten, die Welt mit offenen Augen, mit Liebe und Licht zu sehen.

<u>Ausbildungen/Weiterbildungen/Studium/Selbststudium:</u> stattlich examinierte Wirtschaftsassistentin, Redakteurin, Journalistin, Seminartrainerin in vielen Bereichen, vornehmlich aber im Bereich Lebensmotivation, Kreation des eigenen Lebens, Lebenshilfe, Bewusstseinsprozess, der Weg vom schlafenden zum wachen Menschen, Sinn und Grund warum wir hier sind, die 7 Ebenen des Bewusstseins, etc . (Seminare z.b. beim AWD, bei der internationalen Unternehmensgruppe nsa, in eigener Schule des Sein, eigene Pferdeseminare), Rückführungstherapeutin, Gesprächstherapeutin, Reikimeisterin- und -lehrerin, Pferdetherapeutin, Buchautorin, heilpraktisch ausgebildet und ganzheitlich denkend und agierend.

<u>Interessengebiete</u>: Tarot, Parapsychologie, Geistheilung, die wissenschaftlichen Bereiche der Geistforschung, Engel, Reinkarnation, Psychologie, Wirtschaft, Politik, Journalismus, Trendwatching, Aufbau von Networks, globales Denken und Aktion, Tierschutz, Aufklärung warum Vegetarismus eine Stufe der Bewusstwerdung der Menschheit ist und vieles mehr, Tiere und Natur und ihre Göttlichkeit, wache Menschen. Heute ist es ein Einssein, kaum noch ein Lehren, mehr ein IST und SEIN. Kein Kampf, sondern ein Genießen des Daseins, das Aufwachsensehen des Kindes, das Leben mit unseren Tieren, unsere kleine Pferdepension, Natur und Heilkunde, das Schreiben, das Malen und das Genießen meiner grossen Liebe. Für viele bin ich eine Art Spiegel der Wahrheit, für andere eine Art Brückenbauer zwischen den Welten. Ich bemühe mich stets komplizierte Sachverhalte einfach rüberzubringen und weiss es kommt noch so einiges auf uns alle zu. Menschen, die etwas zu verbergen haben, meiden mich, Menschen die nach der Wahrheit suchen, finden mich.

Weitere Interessensgebiete sind: im Bereich Reiki die Mauern zu beseitigen, die es zwischen den einzelnen Organisationen und Verbänden gibt, am Anfang forciert wurden, die sich nun langsam auflösen, eine Massnahme dafür ist die www.reikimeisterliste.de und im medizinischen Bereich habe ich da ich ganzheitlich orientiert bin den gleichen Anspruch und bringe im www.gesundheitsgesamtverzeichnis.de die Schulmedizin mit der Alternativmedizin zusammen. Ganz im Zeichen der Zeit stehend. Ein solches Gesundheits-Gesamtverzeichnis initiierte und führe ich auch im Tierbereich, www.tiergesundheitsgesamtverzeichnis.de (das einzige im Netz). Eine nicht ganz leichte Aufgabe sich mit Kunden immer wieder auch auseinanderzusetzen, ihnen die Aufgabe klar zu machen, um was es geht, aber ich denke nur so und auf ähnlichen Wegen ist ein Überwinden der Mauern möglich.

Ich liebe wache Menschen, erwachenden Menschen helfe ich gerne auf die richtigen Gedankenweiten und schlafende lasse ich mitlerweile schlafen. Akzeptanz ist wichtig und agieren wo man es kann auch.

Mein Reikiweg: Ich war von klein auf auf der Suche, mit Heilergaben geboren, sie oft verdrängend als Kind und Jugendliche, später dann dazu stehend und noch später war ich 1997/98 an einem Punkt, an dem ich selber nach vielen schweren Jahren einem heilsamen, ruhigeren Wegen für mich suchte. So fand Reiki mich. Ich war mit Reiki sofort Zuhause und ging den gesamten Reikiweg. Reiki ist für mich ein hervorragendes „Fahrzeug" auf dem Weg zum Ziel und ich danke dieser Wegkreuzung. Seither kümmerte ich mich mit Reiki um Mensch, Tier und Pflanze und weihte viele Schüler/innen ein. Das Reikifahrzeug führte mich auch weiter zur DNS-Lichtung, zum aktiven Auflösen alter Denk- und Verhaltensprogramme, die mit Reiki sich auch wunderbar im Laufe der Zeit auflösen, denen man aktiv oder passiv entgegentreten kann, alles was man auch lehrt, schaut man sich bewusst sehr genau an, um es besser vermitteln zu können. Ein kleiner Geheimtip für diesen erweiterten Reikiweg sind die Energien der Elohim, der Weg mit Ela Ta Sin, www.elatasin.de. Eine sehr gute Massnahme, um Weihunterschiede der einzelnen Linien auszugleichen, immer im Hinblick darauf, dass wir alle das gleiche Ziel anstreben, die höchste Ebene des Menschsein, die Auflösung aller Dinge, die einen hindern ganz potentialentfaltend zu sein.

Meine Anschrift: Manuela Naujoks-Gries, Weserstraße 9a, 31626 Haßbergen. Tel. 05024-944772. Email: ela2000@aol.com. http://www.liftass-lebensart.com, www.reikiweihe.de, www.reikimeisterliste.de.

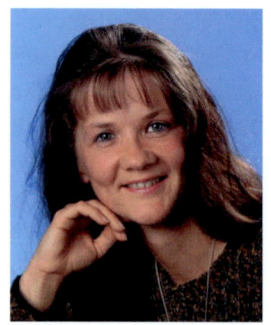

Sylvia Esch. Liebe Leser, gibt es etwas Schöneres, als Menschen oder Tieren helfen zu können? Für mich war das ein Lebenstraum, der sich mit der Niederlassung meiner eigenen Tierheilpraxis Anfang der 90er Jahre erfüllte. Zunächst therapierte ich Hunde, Katzen, Pferde, kleinere Heimtiere und Reptilien erfolgreich mit verschiedenen Naturheilverfahren. Umfangreiche Weiterbildung und Studien versetzten mich im Laufe der Zeit in die glückliche Lage, auch Menschen mit verschiedener Energiearbeit helfen zu können.

Ich bin 1965 in Karlsruhe geboren. Damit unsere Kinder, eine Tochter und ein Sohn, so tier- und naturverbunden wie möglich aufwachsen konnten, zogen mein Mann und ich nach Delbrück-Schöning, wo ich inmitten von malerischer Landschaft und idyllischer Ruhe und umgeben von unseren unzähligen Tieren auch meine Praxis führe. Aus dieser friedlichen Einsamkeit, aber vor allem auch durch meine Tiere – zu ihnen gehören u. a. Pferde, Alpakas, Hunde, Katzen, Nandus und Zwergkänguruhs – schöpfe ich die enorme Kraft für meine Arbeit.

Die mir verbleibende Freizeit nutze ich für andere Wege, um Menschen und Tieren zu helfen, zum Beispiel als Buchautorin verschiedener Fachbücher. Meine praktischen Erfahrungen mit der Farbtherapie habe ich in meinen Büchern »Hunde – Mit Farben heilen« und »Katzen – Mit Farben heilen« in leicht verständlichen Anleitungen und anschaulichen Illustrationen zusammengestellt. Einige weitere Publikationen sind bereits in Arbeit bzw. in Planung begriffen. Des weiteren schreibe ich seit Jahren zahlreiche Artikel für viele Hunde-, Katzen- und Pferde-Fachzeitschriften. Von Januar 2004 bis 2006 verfasste ich außerdem monatlich Beiträge für die Rubrik *Expertenrunde* der »Our Cats« und »Hundewelt«. Im Kalidor Verlag erschien 2006 ein Buch über „Kraft- und Schutzschilde" und im Frühjahr 2007 Krafttierkarten im selben Verlag.

In meiner Praxis biete ich regelmäßig und auf Anfrage folgende Seminare an: Gesundheitsseminar für Hunde/Katzen, Blütentherapie, Krafttierfindung, Tierkommunikation – Einführung und für Fortgeschrittene, Reiki-Seminare 1. – 4.

Grad, Chakra-Seminar, Farbtherapie, Tensor-Testung, Indianische Heilweisen, Räucherrituale, Arbeiten mit »Schamanischen Schilden«, Mudras, Heilende Bäume, Auffinden von geopathischen Störfeldern.

Ausbildung/Weiterbildung: Nach einem umfangreichen Studium sowie verschiedenen Aus- und Weiterbildungen arbeite ich in meiner Praxis nun als Tierheilpraktikerin, Geistheilerin, Reikilehrerin und geprüfte Geopathologin. Ich therapiere vor allem nach dem von mir 1992 entwickelten Informationstest, dem Pilus-Esch®-Test, erfolgreich Tier-Patienten aus aller Welt.

Interessengebiete

(für Menschen): Geopathologie, Reinkarnation, Befreiung von negativen Energien (u. a. Besetzungen), SGE (Signalgesteuerter-Energietransport).

(für Tiere): Ernährungsberatung, Homöopathie, Zytoplasmatische Therapie, Phytotherapie, Bach-Blüten-Therapie, Kalifornische und Australische Blütenessenzen, Aroma-Therapie, Elektro- und Farbpunktur, Reiki, Magnetfeldtherapie, ISF-Therapie, Nosoden-Therapie, Spenglersan-Kolloide, Eigenurin- und Eigenbluttherapie, Edelstein-Therapie (Heilsteine), Kombination aus: Myofascial Release, Craniosacral-Therapie und Bindegewebsmassage, BICOM-Resonanz-Therapie, Farbtherapie, Gua Sha Therapie, Blutegeltherapie und andere Naturheilverfahren, Geopathologie, Geistheilung, Radionik-Balance, SGE.

Mein Reikiweg: Durch verschiedene Formen von Energiearbeiten in meiner Praxis bin ich über eine Freundin zu Reiki gekommen. Ich absolvierte eine Reiki-Ausbildung und erhielt im Mai 1999 den 1. Grad, im Juli 2001 den Lehrer-Grad. Reiki half mir selbst in einer schwierigen Lebenssituation und durch schwere Schicksalsschläge hindurch, ich kann mir ein Leben ohne Lichtarbeit nicht mehr vorstellen. Diese wundervolle Erfahrung möchte ich an andere weitergeben.

Meine Anschrift: Tierheilpraxis Sylvia Esch, Hoppenmeer 54, D-33129 Delbrück-Schöning, Tel.: (05244) 975150, Fax: (05244) 975151, E-Mail: tierheilpraxis@versanet.de, Webpräsenz: www.tierheilpraxis-esch.de, www.die-reiki-oase.de.

PLZ 5

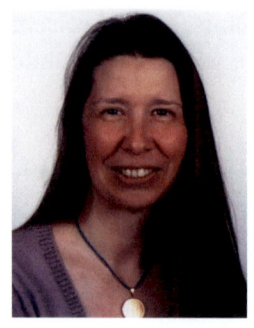

Namaste. Ich Bin in diesem Erdenleben – Gabriele Schmitz – lichtwesen, Reikilehrerin und Seminarleiterin für innere und äussere Kommunikation. Geboren wurde ich am 6. Dezember 1966 und lebe zur Zeit in **Bonn.**

In mir war schon immer ein sehr starker Freiheitsdrang, welcher mir einerseits half, mir Selbst (auch unbewusst) immer treu zu bleiben, mich anderseits jedoch auch in einige Schwierigkeiten brachte.

Sehr lange Jahre war es für mich unverständlich was diese innere Unruhe in Mir auslöste. Meine Suche beschränkte sich sehr auf das Aussen – ich versuchte andere Menschen zu verstehen. Warum sie so sind wie sie sind und warum sie das Tun was sie tun. Ich reiste viel und arbeitete u.a. in ganz unterschiedlichen sozialen Einrichtungen als Erzieherin. Der Gedanke sesshaft zu werden, war in dieser Zeit für mich undenkbar.

1997 fand mich „REIKI" und dies veränderte mein Leben auf vollkommene Art und Weise und in jeder Hinsicht. Ich machte die Erfahrung, das ich in Mir Gedanken – Gefühle – Bilder verändern konnte und sich die Spiegelungen im Aussen dann auch entsprechend veränderten. Ich lernte mich Selbst besser kennen – mir Selbst mehr zu vertrauen – an mich Selbst mehr zu glauben – Ursachen ganz ursächlich in Mir Selbst zu setzen – mein inneres Licht zu erkennen und zu entwickeln.

Meine Ausbildung bis hin zur Reikimeisterin/-lehrerin verlief sehr schnell und es war mir so als wäre alles schon immer da gewesen … wie eine Erinnerung.

Das nun bewusst werdende „innere Wissen" auch wirklich zu leben dauert in seiner Entwicklung heute noch an und ist sehr spannend und inspirierend.

Auf ganz unterschiedliche Art und Weise erhalte und gebe ich heute lichtvolle Unterstützung, welche die ganzheitliche Persönlichkeitsentwicklung fördert und stärkt.

Es war und ist für mich immer wieder beeindruckend all den „lichtwesen" in jeder nur möglichen Entwicklungsstufe zu begegnen, sei es in meinen Seminaren – Beratungen oder Projekten. So war meine Arbeit als Erzieherin an einer Schule für Lernbehinderte, ein sehr inspirierendes Erlebnis für meine weitere spirituelle Arbeit. Ich erlebe, das es eigentlich nur ein Wesen braucht, was die Flamme entzündet, so dass sich auf den Weg gemacht werden kann. Die Menschen und Wesen denen ich heute mehr und mehr begegne, sind bereits sehr in Resonanz mit den Herzenqualitäten wie Wahrhaftigkeit - Ehrlichkeit - Klarheit - Dankbarkeit und Achtsamkeit, zu sich Selbst und allem was ist.

Mein Projekt, die „licht-oase", ein Ort unter anderem zur Ausbildung von lichtarbeiterInnen, kommt seiner Verwirklichung näher und näher und ich bin sehr dankbar für die wertvollen Hinweise auf meinem Weg dorthin.

Momentan unterrichte ich – REIKI – als Ausbildung für die Grade 1, 2 und 3, sowie als Grundlagenseminar„ das licht in sich Selbst erkennen – leben und teilen", zur Klärung der Fragen: 1) Was willst Du ?   2) Was will dein wahres Selbst ? über............. ursächliche Zielerkennung - Stärken und Schwächen - Chakrenthematisierung und Chakrenharmonisierung - kosmische Gesetze - Affirmationen für das wahre Selbst - das eigene licht bewusst spüren - Bewusstseinsschulung - Wahrnehmungsschulung - selbstständiges lösen von alten Programmen - selbstständiges integrieren von neuen - selbstbestimmten Programmen - visionieren - manifestieren - die Grundmotivation hinter den eigenen Gedanken - Gefühlen und Handlungen - Herzensqualitäten.

In lak'ech

an alle lichtwesen

Ich freue mich schon sehr auf unsere Begegnung

Gabriele Schmitz - Dorfstrasse 4 - 53125 Bonn - Tel.: 0228- 4296961 - email: gabriele.reiki@gmx.de

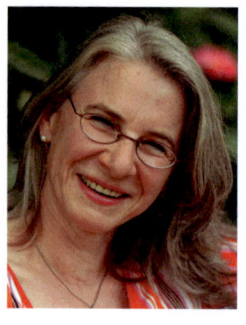

Ruth Maria Leiteritz. Schön, dass Sie auch auf meine Seite schauen, liebe Leser und Leserinnen! Ich freue mich über Ihr Interesse an diesem Buch.

Mein Leben beginnt am 27.März 1959 in Köln-Worringen. Dort lebe ich mit meinem Mann, meinen beiden Söhnen und dem Kaninchen „Schniffi" mit einem wunderschönen Blick auf einen alten, naturgeschützten Rheinarm, dem Worringer Bruch. Im September 2004 habe ich mich als Reikimeisterin/Heilerin selbstständig gemacht. Es macht mir große Freude, Reikibehandlungen zu geben und Reikischüler und Reikischülerinnen auszubilden.

Ausbildung/Weiterbildung/Studium/Selbststudium: Mittlere Reife und Qualifikation zur gymnasialen Oberstufe, Ausbildereignungsprüfung an der IHK Köln, 1985 Floristmeisterinprüfung in Bonn-Bad Godesberg, danach intensive Berufsjahre im elterlichen Geschäft. 1984-2004 Tanzausbildung und später Tanzlehrerin im klassischen, orientalischen Tanz. 1993 klassische Homöopathie, Bachblüten und Heilsteinkunde als Autodidaktin. Dann endlich 1994 erreichte mich Reiki und 1995 absolvierte ich mein Ausbildungsjahr zur Reikimeisterin Usui Shiki Ryoho. Seit 2004 arbeite ich ehrenamtlich in einem ambulanten Hospiz als Trauer- und Sterbebegleiterin.

Interessensgebiete: Reiki, ganzheitliche Heilkunde, Lichtarbeit, Sterbebegleitung, spirituelles Wachsen, Kommunikation auf allen Ebenen, meine Internetseite www.reiki-jetzt.de, Licht und Farbe, *dieses* Leben mit *diesen* Menschen im Besonderen, Lebenslust im Speziellen.

Mein Reikiweg: Mit klassischem Burn-Out-Syndrom zog ich mich 1991 ganz aus meiner Karriere als Floristmeisterin zurück. 1994 bot meine Tanzlehrerin gemeinsam mit ihrem Mann ein Reiki 1 Seminar an. So kam ich auf den Weg und blieb dabei. 1995 hielt ich meinen Reikimeisterbrief in den Händen und mir war klar: Reiki ist *mein* Handwerkszeug für ein gesundes, erfülltes, ganzheitlich orientiertes Leben. Es folgten 10 Jahre intensiver Persönlichkeitsarbeit in mir; mit Reiki. Langsam füllte sich meine innere Leere und die Fülle in mir kehrte zurück. Als im März 2004 „Geistiges Heilen" vom Bundesverfassungsgericht in einem klaren Gerichtsurteil erlaubt wurde, entschloss ich mich zur Selbstständigkeit als Heilerin. So kann ich nun allem, was lebt, Reiki geben, SchülerInnen einweihen und begleiten, auf Reikiaustauschtreffen fachsimpeln und lichtarbeiten und Gott danken, dass ich so bin, wie ich bin. Ich bin Mitglied in der Interessengemeinschaft freier Reikipraktizierender IFR, im Deutschen Reiki Bund DRB und Mitglied im Dachverband Geistiges Heilen DGH. Ausserdem habe ich mich in die Kartei des Projektes „Reiki und Schulmedizin" aufnehmen lassen.

Im Herbst 2005 hatte ich die Möglichkeit, auf einem Treffen der ReikimeisterInnen in Gersfeld mit Phyllis Lei Furumoto zu sprechen und war sehr beeindruckt von der Großmeisterin des Usui Shiki Ryoho. Dieser intensive Tag stärkte mich nachhaltig und ließ mich wieder einmal die Kraft der Bedingungslosen Liebe spüren, die sich durch unseren Lichtkanal verströmt. Mein intensivstes Reikierlebnis ist jedoch die Heilung unseres Kaninchens „Schniffi" im Winter 2004! Mit gerade mal 4 Lebenswochen wurde ihr von einem anderen Kaninchen das Rückenfell aufgerissen. Als ich in den OP des Tierarztes kam, versuchte dieser gerade die 15 cm lange Wunde des ca. 25 cm langen Tieres zu versorgen. Ich trat hinzu und gab Schniffi während der folgenden 1,5 Stunden langen OP Reiki. Schniffi wollte leben und das hat sie geschafft. Genaueres finden Sie auf meiner Internetseite www.reiki-jetzt.de und im Reiki Magazin 3/2005. Was geschieht, wenn sich die ärztliche Heilkunst mit dem Geistigen Heilen zusammen tut, habe ich erlebt und kann nur alle darin bestärken, mutig und offen dafür zu sein.

Danke sage ich: An meinen Mann Eberhard! Denn innere Arbeit ist die eine Seite, grenzenlose Liebe und Vertrauen in mich und das, was ich tue und für richtig halte, die andere Seite meiner Ent-Wicklung.

Meine Anschrift: Ruth Maria Leiteritz, Reiki- Ausbildung und Behandlung, Reiki mobil, St.Tönnisstr. 61, 50769 Köln-Worringen, Tel.0221/3998190, mobil.: 0163 354 9228, Email: webmaster@reiki-jetzt.de, www.reiki-jetzt.de.

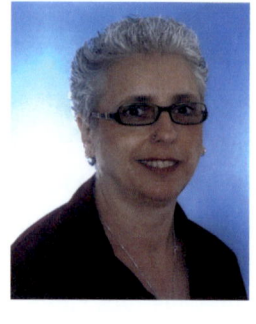 **Ulrike Alina Krückel**, ich freue mich, dass Sie zu mir gefunden haben und möchte mich Ihnen kurz vorstellen: ich bin 1964 in Köln geboren, war verheiratet und habe aus dieser Ehe einen wundervollen Sohn, der jetzt seine eigenen Wege geht. Auch ich gehe jetzt meinen eigenen Weg und bin geführt von der allumfassenden Quelle „ Gott".

1996 änderte sich mein ganzes Leben und ich wurde krank. Dies war der Anfang meinen Weg zum Spirituellen einzuschlagen, damals noch nicht mal bewusst. Es begann mit Farblichtmeditationen, dann beschäftigte ich mich mit allen möglichen Formen und Bereichen rund um das Thema Aura-Soma, Gesundheit, Entspannung, Heilung und Geistheilen. Doch meine eigenen, ersten Schritte als „Heilerin" begannen erst nach meiner Einweihung in den I-Reiki-Grad.

Ich erfuhr diese „universelle Heilkraft" so unmittelbar als ein unglaublich starkes Gefühl, von Energie durchströmt zu sein, und ich war dankbar dafür, dass ich damit meine eigenen Themen und körperlichen Beschwerden auflösen kann. So ging ich meinen Reikiweg bis zum Meister-Lehrer, der alles abrundete. Ich merkte wie Reiki mein Leben immer mehr bereicherte und veränderte zum Positiven. Blockaden, Probleme, Hindernisse, Krisen die sich im Alltag zeigen werden auf einem schnelleren Weg gelöst.

Durch meine positiven Erfahrungen wurden einige Personen in meinem privaten Umfeld aufmerksam und wollten durch mich ebenfalls Heilenergie erfahren. Dabei (durch mich als Kanal und durch meine Hände) kam es zu „höchst erstaunlichen" Heilungen. Diese Erfahrungen treiben mich weiter voran, ich lerne voller Begeisterung stetig weiter und baue vorhandenes Wissen aus.

Reiki ist eine Heilform die keine Grenzen hat, sie kann mit soviel kombinieren werden, das ist einfach wunderbar. Reiki ist für mich ein sanfter Weg und ich freue mich ihn mit Liebe an meine Schüler und durch Behandlungen an meinen Klienten, Tieren und Pflanzen weiter zu geben. Ich freue mich auf jeden, der den Weg zu mir findet.

Ausbildungen/Weiterbildung: Reiki I, II, Meister und Lehrer, Chakra-Balance-Massage mit Aura-Soma-Ölen, Metamorphische Methode, Geistigesheilen Grad I und II, Kryon -Schule, Heil-,und Energiefolien Herstellung, Meditationskreis, Magier.

Interessensgebiet: Geistigesheilen, Tarot, Meditation, Engel, Aufgestiegene Meister, Ein Kurs in Wundern.

Meine Anschrift: Ulrike Alina Krückel, Amselstr.20, 51069 Köln, Tel: 0221-604678, Email: ukthelpinghands@aol.com, www.helpinghands-koeln.de.

PLZ 6

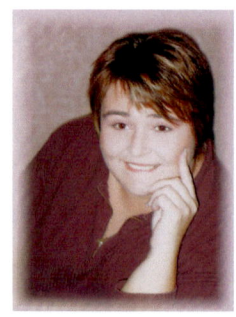

Mein Name ist **Diane Ost**. Ich wurde am 28.07.1971 in Hanau am Main geboren und lebe in einem kleinen Ort in Hessen. Ich empfinde es als Segen meine Schüler in die Reikienergie einzuweihen und meine Klienten als Kanal der geistigen Welt, unter Berücksichtigung der Universellen Gesetze lebensberatend und lösungsorientiert zur Seite zu stehen.

Mein Ziel ist es, die Erkenntnisse, die ich auf meinem geistigen Weg erlangt habe, sowie meine Erfahrungen die mich hierher gebracht haben in bedingungsloser Liebe weiter zu geben. Am 03.12.05 eröffnete ich das „Larimar", ein Esoterik & Geschenkartikellädchen dem auch meine neue Reiki & Beratungspraxis angeschlossen ist. Dort finden regelmäßig die schon oben erwähnten Seminare, Mediale Lebensberatung, Behandlungen, Ausbildung & Einweihungen in alle Reikigrade statt.

<u>Folgende Ausbildungen habe ich erfolgreich absolviert:</u> Studium in Parapsychologie - Ausbildung zur Kartenlegerin durch „Shakti" - alias Monika Geiger in München & Melsungen - Reikimeister/Lehrer im traditionellen Usui System der natürlichen Heilung bis zu den Lichtgraden 7 & 8 sowie Meister/Lehrerausbildungen in Kundalini - Reiki, Karuna Ki - Reiki, Isis Seichim - Reiki, Imara -Reiki, aufgestiegene Meister - Reiki, Engel´s Reiki - Einweihung & Ausbildung in 12 Erzengel. Ausbildung/Einweihung zum Schaman in Ama Deus Healing. Studium in, Astrologie und Chirologie.

Außerdem gehören Metaphysik, Bewusstseinserweiterung , spirituelles Coaching, Lichtarbeit, Psychologie, Schamanismus, Reinkarnationslehre, geistiges Heilen, Hypnose, Channeling, Jenseitskontakte, Aufgestiegene Meister,

Engelenergien, Christusbewußtsein, Buddhismus, tibetischer Buddhismus, Hinduismus, die Kultur von Lemurien, Atlantis, sowie die Kultur Ägyptens, der Mayas und Inkas zu meinem Leben.

Zu Reiki fand ich durch einen Schicksalsschlag, dem Unfalltod meines Vaters, welchen ich durch meine damals noch unbewusste mediale Begabung im Traum vorhergesehen hatte. Ich fing an mich mit dem Sinn des Lebens und dem Leben nach dem Tod, sowie der Bewusstseinserweiterung und der Lichtarbeit zu beschäftigen. Das jedoch sollte nicht ausreichen.

Meine Seele drängte mich weiter vorwärts. Ich lernte einen Schamanen kennen, der mir offenbarte, was ich tief in mir immer wusste, es jedoch verdrängte. Er sagte mir, ich hätte die Gabe zu heilen, zu sehen und zu fühlen.

Einige Zeit begleitete er mich auf meinem spirituellen Weg, welcher wie ein Katapultstart verlief und verhalf mir so zu sehr viel Erkenntnis, wofür ich ihm unendlich dankbar bin.

Nachdem ich durch Bücher, die mir zum richtigen Zeitpunkt in die Hände fielen und auch durch das Internet immer mehr über Reiki und die Geistige Welt erfuhr und meine Seele mich immer weiter in diese Richtung drängte, entschloss ich mich diesen Weg zu gehen. So begegnete ich der bedingungslosen Liebe, die ich lebe und weitergebe an alles was ist.

Wer mich in meinen Räumen besuchen möchte, meine Adresse lautet: Diane Ost, Hauptstr. 54, 63594 Hasselroth / Niedermittlau, Tel: 06055 / 907 909 2, email: engelzauber2807@aol.com, Homepage: www.engelzauber.q27.de.

PLZ 7

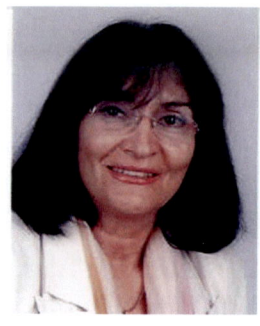

Radojka Flöer. Hallo ich bin Radojka Flöer, geborene Milovanoviae, 1947 wurde ich im Februar in Serbien geboren. Seit 1966 lebe ich in Stuttgart Deutschland, bin verheiratet und habe einen Sohn. Ich bin Tierliebhaberin und habe zwei Kater, Negro und Nobi und mein Kätzchen Nora.

Ich war in meinem ganzen Leben eine Suchende. Als Wassermann bin ich neugierig und alles was man nicht erklären kann interessiert mich. Aufgewachsen bin ich in einer Umgebung, in welcher Parapsychologische Phänomene zum täglichen Leben gehören. Seit 1991 Heilpraktikerin, 1992 Reiki Ausbildung.

Ausbildungen/ Weiterbildung/Selbststudium: Zahnarzt Assistentin, Heilpraktikerin, Psychologische-und Parapsychologische Beraterin BDF, Reinkarnationstherapie nach Dr. Netherton, Hypnose Analyse GTH, Psycho- und Gesprächstherapie, Wissenschaftliche Psychologie, alle Naturheilverfahren. Seit 2002 arbeite ich mit eigenen Therapien, erweiterte Dorn-Methode mit Bio-Stimulation nach Flöer jetzt, Micro-Energie Therapie nach Flöer; Biolifting nach Flöer.

Eigenes Ausbildungs-Institut „master-concept". Bücher in Vorbereitung: „Reinkarnations-Therapie und Naturheilmittel", „Micro-Energie Therapie", Micro-Energie-Therapie in der Medizin und Naturheilkunde", Micro-Energie in der Schmerztherapie".

Interessensgebiete: Psychologie; Parapsychologie, Geistheilung, Reinkarnation, Huna, Naturheilverfahren, Reiki, Micro-Amperestrom, Forschung und Entwicklung, Phylosophie, Natur-Wissenschaften. Energetische Arbeit jeder Art, von Mesmerismus, Orgon u.a. ist deswegen Reiki für mich eine Gnade und keine Gabe.

Mein Reikiweg: Er begann mit Parapsychologie, es folgte Psychologie, Reinkarnation, Hypnose, Reiki und Huna. Ich suchte Antworten auf mein eigenes Verhalten und Begabungen. Wenn ich dachte, ich hatte eine Erklärung, sah ich, dass mir etwas fehlt. So kam ich 40 Jahre lang von einer Ausbildung zur anderen, bis ich merkte, es reicht. Nun bin ich 60 Jahre und gebe mein Wissen weiter. Ich habe alle Ebenen gelebt und lebe sie noch immer.

Reiki gebe ich nur noch meinen Tieren und Freunden. Es sind so viele Reiki-Lehrer und Reiki-Meister da, welche ihre Erfüllung im Reiki sehen. Ich habe mich zurückgezogen und schreibe. Therapeuten-Ausbildung und Fortbildung sind für mich Pflicht, um mein Wissen weiter zu geben. „Wer heilt, hat recht"

Meine Anschrift: Institut „master-concept", Heilpraktikerin, Radojka Flöer, Seestr.90, 70174 Stuttgart, Telefon: 0711-2998161, Fax: 0711-25394967, Mobil: 0162-1843759, Email: info@heilpraktikerin-floeer.de, r.floeer@t-online.de, Seminare-Marketing&Vertrieb, www.bio-stimulation-floeer.de, www.micro-energie-therapie.de, www.biolifting-floeer.de, www.floeer.mynuskin.com, www.floeer.mynewskin.ch.

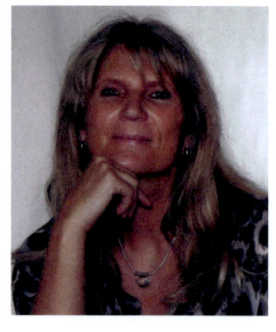

Dr. med. Bettina Lang. Namaste, liebe Leserin, lieber Leser! Ich wurde in den Sechzigern geboren und bin nach einigen Umwegen wieder in meiner Ursprungsheimat gelandet. Ich lebe mit meinen beiden Kindern in Stuttgart und betreibe hier eine Privatpraxis für alternative Heilmethoden. Parallel halte ich Seminare in unterschiedlichen Bereichen ab (verschiedene Meditationen, Gruppenrückführungen, Steinheilkundeseminare, Reiki-Einweihungen I-III, Reikilehrerausbildung und bin aktiv in Prävention und Gesunderhaltung (Raucherentwöhnungen, „Glücklich abnehmen").

Ausbildung/Weiterbildung:

Nach meinem Medizinstudium und 13 Jahren Tätigkeit im Management großer Firmen habe ich gespürt, dass etwas anderes in mein Leben treten darf. Ich hatte mich schon einige Jahre vor meinem Entschluss, mich selbstständig zu machen, in alternativen Heilmethoden weitergebildet. Und so sprang ich ins kalte Wasser und machte mich selbstständig in eigener Praxis als ausgebildete Hypnotherapeutin nach M.H. Erickson, Reinkarnationstherapeutin, Homöopathin und Reikimeisterin/-lehrerin. Aber auch Bereiche wie Steinheilkunde, Energiearbeit, Lichtarbeit, Bioresonanz und die Methoden von Phyllis Krystal sind wichtige Bestandteile meiner Therapie. Außerdem bin ich in therapeutischem Channeling und Clearing ausgebildet.

Interessensgebiete:

Meine Kinder sind mir sehr wichtig. Sie nehmen einen grossen Platz in meinem Leben ein. Wir lieben Menschen, Tiere und die Natur, deshalb engagieren wir uns stark in allen Bereichen, in denen Hilfe benötigt wird.

Außerdem bin ich immer in Bewegung. Neues kennenlernen, den nächsten Schritt gehen, lernen, das Gelernte umsetzen, integrieren und leben. Der achtsame und liebevolle Umgang miteinander liegt mir besonders am Herzen. Hier liegt auch ein Schwerpunkt meiner Arbeit, denn Reiki als Weg des Herzens, der Achtsamkeit und Liebe ist auch mein Weg.

Mein Reikiweg:

Reiki trat vor vielen Jahren in mein Leben und hat es seither stark bereichert. Ich bin sicher nicht den klassischen Reiki Weg gegangen, vielmehr habe ich mir nach dem Grad I eine Zeit des Zweifelns erlaubt. Da ich in der Überzeugung lebe, dass es im Leben keine Zufälle gibt und ich mich dieser Führung auch gerne hingebe, kam ich im richtigen Moment wieder mit Reiki in Berührung. Heute bin ich Reiki-Meister und Lehrer und habe schon viele Menschen auf ihrem Reiki-Weg begleitet.

Ich empfinde es großes Geschenk, diese Menschen begleiten zu dürfen! Sowohl therapeutisch als auch menschlich!

Meine Anschrift:

Dr. med. Bettina Lang, Thomas-Mann-Str.10, 70469 Stuttgart, Telefon: 0711-5536642, Fax: 0711-5536704, email: kontakt@dr-bettina-lang.de, kontakt@medisym.de webseiten: www.dr-bettina-lang.de, www.medisym.de.

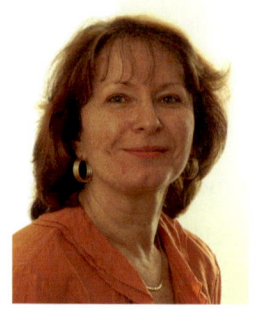

Wenn einer allein träumt, ist es nur ein Traum. Wenn Menschen gemeinsam träumen, ist es der Beginn einer neuen Wirklichkeit. *Helder Camara*

Liebe Reiki-Freunde,

mein Name ist **Iris Grace**. Ich bin in der schönen Universitätstadt Freiburg in Breisgau im Juli 1950 geboren. Als Älteste mit zwei jüngeren Brüdern war es schon früh meine Aufgabe, für andere zu sorgen, sie zu betreuen und zu fördern.

Meine Lebensstationen bis Mitte Dreißig würde ich allerdings eher als klassisch und bürgerlich bezeichnen. Meine Mutter war Beamtin, mein Vater Verkaufsleiter in einem Nahrungsmittel-Unternehmen. Meine Berufswahl war nach den Empfehlungen meiner Eltern dann auch ähnlich. Ich studierte nach dem Abitur am Wirtschaftsgymnasium in Freiburg und Regensburg Betriebswirtschaft. 1974 begann ich als Diplomkauffrau zunächst im Schuldienst als Studienreferendarin an einem Wirtschaftsgymnasium. Der Liebe wegen zog ich an den Bodensee und arbeitete dort zwei Jahre in einer Vermögensverwaltung, bis mich der Vertriebsleiter eines Nahrungsmittelunternehmens fragte, ob ich die Position der Verkaufsleiterin Innendienst übernehmen wollte. Der Vertrieb hat mich schon immer fasziniert. Menschen, die im Vertrieb arbeiten, sind sehr kommunikativ und haben in der Regel ein hohes Freiheits- und Unabhängigkeitsstreben. Ich liebte meinen Beruf und arbeitete engagiert - manches Mal bis in die Nacht hinein.

Mit 34 Jahren hatte ich die erste psychosomatische Krise. Ich fand keinen Arzt, der mir helfen konnte. Mein Mann und meine Freunde waren auch relativ hilflos. Ich machte mich auf die Sinnsuche. Der neue Weg begann mit einem Bachblüten-Seminar, zu welchem mich eine Freundin mitnahm. Ich nahm dort eine Blüte ein. Diese Blüte holte Gefühle an die Oberfläche, die ich längst nicht mehr gespürt hatte. Es fühlte sich an wie neues Leben. Die Bachblüten wurden zu meinem Lebensbegleiter. Mein gesamtes Umfeld profitierte von meinen Bachblüten-Beratungen. Die Heilpraktikerin, welche uns mit Bachblüten begleitete, erzählte uns eines Tages von Reiki. Sie machte mich so neugierig, dass ich mich für den 1. Grad anmeldete. Fokke Brink, ein niederländischer Reiki-Meister, kam mit seiner Partnerin Maria und seinem Reiki-Healing-Wohnmobil, um uns in den 1. Grad einzuweihen. Reiki wurde zum neuen Lebensinhalt. Ich entwickelte meine Spiritualität und war damit sehr glücklich. Der Weg führte mich nach innen und zu mir selbst. Mein Partner konnte diese Entwicklung nicht nachvollziehen. Er liess sich scheiden, kurz nachdem ich Reiki-Meisterin- und Lehrerin wurde. 1999 hatte ich ein Burnout, zwei Wochen nachdem ich auf Tenneriffa ein Wal- und Delphin-Seminar mitgemacht hatte. Heute weiss ich, dass die Wale und Delphine, mit welchen ich im Meer schwimmen durfte, eine Heilkrise ausgelöst hatten. Nach dem Reiki-Meister und -Lehrer folgte eine NLP-Ausbildung. Auch hier habe ich schon den Master-Status. Die wichtigste Ausbildung ist für mich „Meister meines Lebens" zu sein. Das heisst die Arbeit an mir selbst, meine Persönlichkeitsentwicklung ist mein höchstes Lebensziel.

Ich arbeite seit 2006 Teilzeit, habe eine weniger verantwortungsvolle Position und kann in der freien Zeit meine Berufung leben: Menschen auf ihrem Lebensweg mit Reiki und NLP begleiten, unterstützen und fördern, Träume Wirklichkeit werden lassen.

Wenn Du mit mir zusammen ein Stück Deines Weges gehen möchtest, kannst Du mir schreiben oder anrufen. Hier meine Adresse: Iris Grace, Durchenbergstr. 11, 78315 Radolfzell, Telefon-Nr.: 0 77 32 / 93 80 74 und meine email: iris.grace@t-online.de. Termine für Reiki-Kurse findest Du unter www.reikitreffen.de.

Ich freue mich auf Dich.

PLZ 8

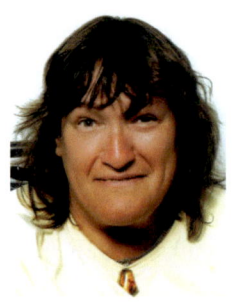

Gabriele Groß. Liebe Leserinnen und Leser. Reiki ist für mich das allumfassende, allmächtige Licht der Schöpferkraft. Die Reiki-Lehren haben auch mir auf meinem bisherigen Lebensweg geholfen, mehr und mehr den Kern, der Mitte meines Seins zu entdecken und zu erfassen. Reiki unterstützt mich insbesondere im Bewusstwerdungsprozess und bei der Entfaltung meiner Herzensqualität. Es stellt für mich eine Hilfe dar, den Strom von Licht und Liebe in mir und der gesamten Schöpfung wahrzunehmen, mich darauf einzulassen, geschehen lassen und dadurch auch zu stabiler Gesundheit, zu mehr Gelassenheit und Übersicht, zu mehr schöpferischer Kraft und Erfüllung im Alltag zu gelangen.

Kennen wir nicht alle Situationen in unserem Leben, in denen wir der Meinung sind, das nun wieder einmal alles schief zu gehen scheint: Im Beruf gibt es anscheinend nur noch Ärger, in der Partnerschaft fühlen wir uns unverstanden? Um hier nur zwei Beispiele zu nennen.

Seit ich Reiki in mein Leben integriert habe und mit Reiki arbeite, kann ich mit solchen und mit sehr viel schwierigeren Ereignissen anders umgehen. Ich durfte und darf lernen, mich auch unter scheinbar unlösbaren Umständen mit dem universellen Licht zu verbinden und um Beistand zu bitten.

Wenn ich heute in meinem Leben auf ein Problem stosse, dann frag ich mich zuerst: Welche geistige Lernaufgabe soll ich erfüllen? Was kann oder soll ich an diesem Problem erkennen? Danach öffne ich mich innerlich für das universelle Licht und bitte darum, dass es in eine Lösung fliesst, die vom höheren göttlichem Standpunkt aus für alle Beteiligten förderlich ist. Ich suche also nicht egoistischer Weise nach meiner Lösung, sondern vertraue mich der intelligenten Schöpferkraft bedingungslos an, die meinem Lebensplan vollkommen kennt, damit ich die notwendigen und richtigen Impulse erhalte, damit ich zu einer Herzenslösung geführt werde, die allen Beteiligten und der ganzen Schöpfung dient.

Wir sind immer wieder erstaunt, wenn wir die Erfahrung machen, wie völlig unerwartet und verstandesmäßig nicht begründbar in bestimmen Situationen Entwicklungen eingetroffen sind, die das scheinbar so Schwierige und Negative doch noch zu einer positiven Lösung führten. Je mehr wir uns für das Licht der Schöpferkraft öffnen, in unser Leben integrieren und es durch uns wirken lassen, desto geborgener und beschützter fühlen wir uns selbst und desto bewusster und liebevoller können wir unser Leben eigenverantwortlich gestalten in Übereinstimmung mit dem göttlichen Plan. Mit meiner Einstellung zur universellen Lebenskraft und meiner Arbeit mit ihr, versuche ich möglichst viele Menschen teilhaben zu lassen, den individuellen Reichtum zu entdecken, der in ihr Leben fliessen möchte.

Suche das Göttliche in dir, und nicht im Aussen, dann wirst Du im Geist und in der allumfassenden Liebe wirklich wachsen.

Durch die Reiki-Arbeit, durch die Anwendung der Reiki-Kraft, aber auch durch das Annehmen meiner körperlichen Behinderung hat sich mein Leben grundlegend und positiv verändert. In meiner ganzen Lebenssituation bin ich ausgeglichen, habe eine unerschütterliche innere Ruhe und kann dadurch ein erfülltes Leben führen. Mein Leben hat für mich schon immer einen Sinn gehabt, jetzt aber gehe ich mit dem Leben, und mit dem, was es mir sagen will, bewusster um. Für mich gibt es nichts schöneres, als mit Menschen zusammen zu sein, die ebenfalls nach der wahren Erfüllung suchen und die wissen, dass sie durch eine höhere Intelligenz, die voller Liebe ist, genährt und geführt werden. Schon sehr früh in meinem Leben wusste ich und weiss ich, ohne überheblich zu sein, dass das was in meinem Leben geschieht, zu meinem persönlichen Schicksal gehört, das ich es zu meiner ganz persönlichen Entwicklung wirklich nötig habe, um in der geistigen Entwicklung nicht zu stagnieren. Eine solche Entwicklung wünsche ich jedem von ganzem Herzen.

Ich wurde in den Reiki-Meisterin-Lehrerin Grad eingeweiht, damit wurde mir ein Herzenswunsch erfüllt und ist für mich eine göttliche Gnade. Damit habe ich eine hohe Verantwortung übernommen und verstehe mich als Vermittlerin, die anderen Menschen neue Impulse geben darf, ihr Leben kreativ und eigenverantwortlich zu gestalten. Ausserdem bin ich Lebens-Beraterin im Bereich spirituelle Psychotherapie (HPG) und habe seit 2004 die Qualifikation zur Klangschalentherapeutin und ich bin Lehrbeauftragte Fachgebiet Behindertenprogramm für Klang, Musik, Meditation und Reiki.

Dafür, dass die Herzen der Menschen angesprochen und ihnen Hilfe zuteil wird, das Göttliche in ihnen zu öffnen, bitte ich um seinen Segen.

Gabriele Groß. Barlachstr. 28, 80804 München, mobil: 0175-1434058, Tel. 089-32299299, www.gabrielegross-reiki.de

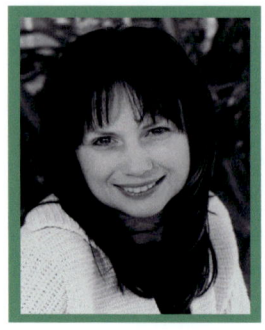

Hallo, Mein Name ist **Marie Reibling.** Ich bin im Mai 1957 in Dachau geboren. Dachau ist eine kleine Stadt bei München, der Weltstadt mit Herz.

Mit 17 Jahren habe ich angefangen die Astrologie zu erlernen, dann kamen Ausbildungen im Tarot und der Engelslehre.

Seit ca. 13 Jahren betreibe ich erfolgreich und mit großer Freude mein eigenes Reikizentrum in Dachau und widme mich hauptberuflich als Reikimeister/ Lehrerin und Lebensberaterin mit Schwerpunkt Reiki.

Meine Einweihung zum 1. Reiki-Grad erfolgte nach eingehender Vorbereitung und dem Studium fernöstlicher Energiearbeit im Juni 1992. Nach einem Jahr intensiver Schulung und regem Reiki-Praktikum erhielt ich im Juli 1993 die Reikimeister/Lehrer Einweihung. Seit dieser Zeit bin ich als Reiki-Meister/Lehrerin tätig und betreue Schüler und Schülerinnen im gesamten deutschsprachigen Raum.

In der direkten Stammlinie an der 7. Position nach Dr. Usui kommend, richte ich meine Ausbildung ganz auf diese traditionelle, bewährte Reiki-Arbeit aus. Die Ergebnisse gebe ich gerne weiter und die persönliche Beziehung zu Reiki gibt mir die Möglichkeit, das Lebenswerk von Dr. Usui besser zu verstehen.

Mein innigster Wunsch ist es, den Menschen durch Reiki die einzigartige, universelle Lebensenergie nahe zu bringen und ihnen so spirituelle Disziplin, geistige Stärkung und persönlichen Wachstum zu schenken.

Der Weg des Lebens ist sehr spannend und faszinierend. Ich lehre auch die von mir gegründete Engelslehre der Drei-Strahlen-Energie sowie Engelsmeditationen, Engelssitzungen und Engelsanrufungen, Schutzengelkontakt, Schutzengelweihe und Schutzengellehre und bringe so meinen Kunden zum Lichtbewusstsein der Engelsenergieschwingungen.

Auch biete ich meine Engelskärtchen der Weisheit an. Das Engelskärtchen-Set der Weisheit mit seinen Signet Farben und Antworten wurden mir durch die geistige Welt als Eingebung von meinem Schutzengel nach genauer Anweisung durchgegeben.

Mit großer Freude schreibe ich regelmäßig Artikel über Engel und Astrologie für die Zeitung Horoskop. Der Verlag brachte im Jahr 2005 mein Sonderheft „Im Lichtkreis der Engel" heraus sowie dieses Jahr das Heft „Astro ABC".

Meine Interessengebiete: Heil- und Edelsteine, Engelslehre der Drei-Strahlen-Energie, Astrologie, Tarot, Hypnose sowie Ayurveda.

Ausbildung:
Reikimeister/Lehrerin im traditionellen Usui-System, als gelernte Hohepriesterin leiste ich Lebenshilfe in Liebe und Demut, Ausbildung Astrologie nach Koch, Ausbildung im Rider Waite Tarot und mit Lenormand-Karten, Edelsteinlehre mit Engeln und mit Reiki.

Meine Anschrift: Marie Reibling, Arankaweg 4, 85221 Dachau, Telefon: 08131/87896, Fax: 08131/3359 567, www.reikizentrum-marie.de, e-mail: m.reibling@reikizentrum-marie.de.

霊

気

Lächeln

Beim Einatmen schenke ich meinem Körper Ruhe.

*

Beim Ausatmen lächle ich.

*

Ich verweile im gegenwärtigen Moment.

*

Und weiß, es ist ein wunderbarer Moment.

Thich Nhat Hanh
(Ich pflanze ein Lächeln)

(Der Weg der Achtsamkeit)

霊
気

Reiki
Die fünf Lebensregeln

- Gerade heute will ich dankbar sein

- Gerade heute will ich frei von Sorgen sein

- Gerade heute will ich frei von Zorn und Wut sein

- Gerade heute will ich redlich arbeiten

- Gerade heute will ich alle Wesen dieses Universums lieben und achten

Zu den Wurzeln gelangen -
den Funken des verlorenen Lichts wiederfinden

Manchmal ist es so, als spräche jemand mit Dir. Eine Stimme, kaum wahrnehmbar, verleugnet wird sie im Tun des täglichen Seins. "Ach es kann so einfach nicht sein", übertönt sie der Verstand. Doch horch, was sagt sie? "Egal, es ist nicht möglich, dass sie die Antwort haben soll, wozu habe ich denn so viel gelernt"?, beklagst Du Dich. Aber die Stimme geht nicht fort, sie wird leiser, man verliert sie irgendwann, weil die Ohren nicht mehr in diese feinen Bereiche hineinzuhören in der Lage sind.

Sagt Sie zum Beispiel: "Lass Deine Wut raus, denn sonst bildest Du Blockaden" oder sagt sie: "gehe Deinen Weg, Deinen eigenen Weg, den Dir sowieso keiner abnehmen kann" oder sagt sie:" lass dieses oder tue besser jenes, damit es Dir gut geht"? Vielleicht sagt sie auch, dass Du zu Dir stehen sollst, egal wo Du momentan stehst oder sie zeigt Dir die Richtung direkt in Form von klaren Botschaften.

Hört man nicht auf sie, benutzt sie eine Krankheit, um Dich zum Zuhören zu zwingen. Krankheit ist keine Bedrohung, es ist nur ein äusseres Zeichen, mit dem man sich auseinandersetzen muss. Fragt man seine Krankheit, welche Botschaft sie hat, wird man Antworten bekommen. Antworten, die klar und deutlich sind. Wo drückt der Schuh, was lastet auf Dir, was nimmt Dir die Luft zum Atmen? Wo ist die Wut gestaut worden, die sich jetzt über die Haut oder Organe Luft machen möchte und Dir den "richtigen" Weg weist?

Auf was der Mensch alles hört und auf wen ist unglaublich. Nur auf die weiseste aller weisen Stimmen auf das höhere Selbst in ihm, hört er nicht. Es wäre so einfach im Fluss des Lichts und des Lebens zu leben. Aber so einfach kann es ja nicht sein, denkt der Mensch. Doch wenn er es endlich verstanden hat, wird er lachen und sich sagen: "oh nein, warum habe ich nicht geglaubt, dass auch ich in mir bereits immer die Verbindung zum Ganzsein, zum Ganzheitlichen, und somit zum höheren Selbst, welches gespeist wird aus der Unendlichkeit des Seins, hatte. Warum habe ich nicht einfach denken, fühlen und handeln können? Aber es ist nie zu spät.

Manchen hilft es zu glauben, dass es eben kein Teil seinerselbst ist, sondern das Übergeordnete, das Höhere, von „Gott" gegebene. Manche nennen es Gott, andere Buddha, die nächsten Allah, andere wiederum das höhere Selbst, Licht, Leben. Die universelle Lebensenergie - Reiki kann den Menschen in Einklang mit den Elementen, mit den Welten, mit Körper, Geist und Seele und somit wieder zu sich selbst bringen. Dieses anzunehmen ist leicht, wenn man möchte, es ist schwer, wenn man möchte. Tatsache ist, wenn man bereit ist, spürt man die Leichtigkeit des Seins.

ela

Reiki ist international

Reiki kennt keine Religion, keine Grenzen, verbindet alle die mit

Licht und Liebe in sich sind, damit in welcher Form auch immer zu

tun haben. Es geht von Herz zu Herz und fragt nicht, woher jemand

kommt, wo jemand hingeht, ob er arm oder reich ist,

welche Hautfarbe oder Religion er hat.

Reiki IST.

Reikianer aller Länder verbindet Euch

Reikianer aller Länder verbindet Euch, so könnte der Ruf lauten, ein sinnvoller Ruf für eine friedlichere Welt, ohne Leid, ohne Kummer, ohne Angst, ohne Hass, ohne Neid, rücksichtsvoll auf Mensch, Tier, Natur, heilsam und verbindend, vereinigend.

bitte besuchen Sie uns auch im Internet.
Unter www.reikimeisterliste.de
finden Sie einen ebenso freundlichen und lichtvollen Umgangston, viel Engagement für Ihr Wohlbefinden auf allen Ebenen.

Speziell die Reikimeisterliste ist aus dem Geist heraus entstanden, alle Reikianer zu vereinen, aus allen Organisationen, Verbänden sowie freie, für die gemeinsame Sache zu stehen und sich einzusetzen für ein harmonisches Miteinander in der Branche und in der Welt.

Seien Sie mit dabei, lassen Sie sich eintragen,
wenn Sie auch Reikianer sind.
Wir freuen uns auf Sie.

霊

気

Das Reiki-Credo

1. Wir akzeptieren die Welt wie sie ist

2. Wir wissen, dass es keinen Zufall gibt, deshalb machen wir nicht andere (oder das Schicksal) für unsere Probleme verantwortlich.

3. Wir warten nicht, bis jemand unsere Probleme (oder die Weltprobleme) löst. Wir wissen, daß wir selbst sehr viel tun können - und zwar täglich.

4. Wir betrachten das menschliche Potential als unbegrenzt.

5. Wir wissen, dass jeder Mensch für sein eigenes Leben verantwortlich ist, jeder hat das Recht auf seinen eigenen Weg, deshalb richten/verurteilen wir andere Menschen nicht.

6. Wir wissen, dass unsere Probleme mit dem reinen Kopfdenken (der Ratio) nicht lösbar sind, der Weg zur Lösung aller Probleme führt über das Herzdenken.

7. Wir wissen, dass wir weder die Welt noch die anderen Menschen verändern können/müssen, sondern "nur" uns selbst.

Kleine Verlagsgeschichte des K.i.m. + Co. Verlages und Agentur

1992 gründete ich einen kleinen Verlag, den K.i.m. + Co. Verlag + Agentur, benannt nach meiner Tochter Kim und begann ein Kunst-, Kultur- und Lebensart-Magazin namens Litfass-Lebensart herauszugeben, welches in Nienburg/W. ihr Leben begann und weit über die Grenzen der Stadt hinauswuchs.

Alles was das Leben verschönerte, erhellte, heiler machte, dem Menschen ganz allgemein gesagt gut tat, war damals Inhalt des Magazins. Artikel über den Wellnessbereich kamen vermehrt hinzu und erste Stichworte wie Feng-Shui, Shitatsu, Prana und Reiki wurden häufiger geschrieben. Es machte mich persönlich neugierig, was sich wohl dahinter verberge. Man kann unendlich viel darüber schreiben, aber was Reiki wirklich bedeutet erlebt man erst, wenn man den „Reikiweg" selber geht. Es ist wie die Sache mit dem Apfel, dessen Geschmack man einem anderen kaum erklären kann, der noch nie in einen biss, besser ist der andere beisst selber rein, dann weiss er es.

Der Verlag macht seit Gründung sehr viel Freude, private Umstände sorgten dafür, dass ich 1997 meinen Traummann fand und durch ihn trat Reiki 1998 in mein Leben und ich wusste sofort, das ist mein Weg. Ich liess mich einweihen in alle Grade, baute eine große Schülerschaft auf, begleitete Menschen auf ihrem Reiki- und spirituellen Weg, gab Seminare zu dem Thema Reiki und auch anderen lebenshilfreichen Themen, die sich alle mit der Entwicklung des Menschen beschäftigten. Seminare für Paare, Single, spezielle Seminare zu Körperbotschaften, zur Sprache der Seele, die sich oft in Krankheiten mitteilt, ich entwickelte eine Pferdetherapie und zeigte Menschen die angenehmsten Reiki-Positionen beim Pferd, entwickelte Pferdeumgangsseminare zum besseren Verständnis dieser himmlischen Tiere, weihte liebe Menschen in die Reikigrade ein, half privat und liess meinen Verlag die Themen weiter aufgreifen, die sich noch intensiver um die Themenkomplexe des Menschen, seiner Entwicklung und seinem Wohlbefinden drehen. Mein Verlag wandelte sich ständig mit mir mit und ich war in der Lage, die „Seiten" immer mehr zu verbinden.

Vor 3 Jahren wandelte der Verlag sich erneut und konzentrierte sich noch mehr auf die Bereiche Wellness und Reiki und seitdem liess ich mir einiges einfallen, was den Reikigebenden zugute kommt. Die www.reikimeisterliste.de entstand, in der sich Reikianer unterschiedlicher Verbände und Organisationen (oder auch ohne Verbands- und Organisationszugehörigkeit) gemeinsam präsentieren, dem Suchenden einen Überblick zum Finden geben. Ein Miteinander, anstatt Gegeneinander war mir immer sehr wichtig. Günstige Eintragsgebühren, die es für jeden erschwinglich machen wurden kalkuliert, nicht nur speziell für Reikianer, auch in anderen Bereichen war mir dieses ein Anliegen. Das Reiki-Porträt-Buch entstand aus diesem Geist und aus dem, dass mich Porträts immer faszinierten.

Ich freue mich wie ein Rudel Erdmännchen beim Finden eines neuen Hügels, dass ich Ihnen das Reiki-Porträt-Buch II nun präsentieren kann und dass Sie die Möglichkeit haben, viele liebe Menschen in diesem Buch im Porträt kennenzulernen. Es sei ausdrücklich darauf hingewiesen, dass es sich in diesem Buch nicht um Werbung für Reiki handelt, welche Reiki auch gar nicht benötigt, sondern die Porträtierten etwas über ihren speziellen Reikiweg mitteilen möchten. Fühlen Sie sich wohl mit diesem Buch. Es ist mit Licht und Liebe Seite für Seite für Sie entstanden.

Im Verlag liess ich ebenso die www.gesundheitsgesamtverzeichnis.de, auch www.therapeutendach.de genannt. Seiten entstehen und www.tiergesundheitsgesamtverzeichnis.de, auch www.tggv.de genannt, weitere Namen sehen Sie im Anhang des Buches. Ein Kunstgesamtverzeichnis entstand, auch das finden Sie im Netz und meine Zeitung Litfass-Lebensart gibt es ebenfalls nach wie vor www.litfass-lebensart.com.

Der K.i.m. + Co. Verlag + Agentur ist kein klassischer Buchverlag, hat aber dennoch im Laufe der Zeit 4 Bücher herausgegeben und da ich auch Autorenservice im Verlag anbiete und Autoren helfe vom Manuskript bis zur Druckfertigung der Bücher begleitend tätig zu sein, sind einige Bücher über meinen Schreibtisch gegangen. Im www.buchworkshop.de lernen künftige Autoren das Rüstzeug, ihre Bücher selber vom Manuskript bis zum Druck perfekt entstehen zu lassen, ein Bereich, der mir ebenfalls sehr viel Spass macht.

Mein Verlag und ich haben in den letzten 15 Jahren schon viel erlebt, das meiste war angenehm, einiges auch unangenehm, wie die immer schlechter werdenene Zahlungsmoral von Kunden in Deutschland, die die Zahlungsziele immer mehr ausdehnen und nach der 3. Mahnung so richtig unangenehm werden, dann fühlt man sich sehr unfair behandelt, aber davon kann jede Branche die in Vorleistung geht ein Lied singen. Wie schön, dass es dieses schöne Buch gibt, in denen die Porträtierten alle die Arbeit anderer zu schätzen wissen und den Verlag nicht warten liessen mit dem Energieausgleich, vielen Dank dafür an dieser Stelle.

Ich bin selber gespannt, was in Zukunft noch so auf den Verlag zu kommt. Die Verzeichnisse bleiben, so viel steht fest, die Reiki-Porträt-Bücher auch, mein Mutmacherbuch wird demnächst neu aufgelegt und es kommen weitere Bücher hinzu aus der eigenen Feder, auch das ist geplant und es warten schon mindestens 5 Bücher „in der Schublade" veröffentlicht zu werden und sollte das Reiki-Porträt-Buch II so gut ankommen wie das Reiki-Porträt-Buch I, so wird es vielleicht auch ein Reiki-Porträt-Buch III geben in zwei oder 3 Jahren. Und wenn ich daran denke wie die Zeiten sich wandelten, am Anfang fing mein Verlag mit mir in einen kleinen Agentur an, wir teilten uns ein kleines Bürohaus mit einer Agentur, danach entstanden im privaten Bereich auf etwa 60 Quadratmeter die neuen Verlagsräume. Acht freie Mitarbeiter plus eine festangestellte Bürokraft machten den Anfang, mit enorm viel Druck und Verantwortung und Strees, bis ich dann nach mehreren Jahren dazu überging, weniger Platz, aber mehr Effektivität, weniger Stress, keinen Druck mehr, in das Schaffen zu bringen. Die Bereiche wandelten sich, alte Mitarbeiter brachte ich bei den Nienburger Zeitungen unter, neue freie Mitarbeiter für andere Bereiche sind nun alle home-based-business, arbeiten also in Deutschland verteilt von Zuhause aus. Kein Stress und immer flexibel. Ich achte auf den Markt und auf mein Herz, auf die Schwingungen und Frequenzen dessen was wichtig ist und worüber ich meine, die Menschen Informationen haben möchten.

Wir wandeln gerade von der einen Dimension in die andere, weltweit und andere Themen sind nun wichtig. Genau das wird mit eingebunden. Die neuen Energien beschäftigen uns seit einigen Jahren und die Aufgaben, die die Menschheit unserer Erde gegenüber haben.

Ich bin gespannt, wie genau die Produkte der Zukunft im Verlag aussehen werden und freue mich auf SIE.

Mit Licht und Liebe

        (Manuela Naujoks-Gries)

Eine amüsante Pferde-Reiki-Geschichte zum Abschluss

Tony brach die Mauern ein

Im Jahre 1999, ich war gerade frischgeweihte Grad II Reikipraktizierende, es dauerte nicht lange und meine Reikiklienten kamen zahlreich, die menschlichen. ABER in einem Reitstall in der Nähe, in dem ich auch meinen Rappen fand, den ich später übernahm, wurde ein Pferd krank und man bat mich mal zu schauen, ob ich etwas machen könne. Azora hiess die freundliche Stute, die von den Kindern auch Sofa genannt wurde, weil sie so bequem zu sitzen war. Azora hatte es schwer mit den Hufnerven und eine Operation drohte, mit zweifelhaften Ausgang. Ich behandelte die Stute nur wenige Male und sie war wieder fit. Dadurch, dass mir das auf Anhieb so gut gelungen war, fassten die Reitstallbesitzer Vertrauen und baten mich auch den Tony zu behandeln. Tony, ein sehr intelligentes, älteres Kaltblut, mit dem so der Originalton der Besitzer „nicht so gut Kirschen essen sei". Man muss dazu wissen, Kaltblüter sind meist auf nur eine Person fixiert und entscheiden oft selber was sie möchten und was nicht. Das was sie nicht möchten, setzen sie mit viel Sturheit auch durch. Ich liebe diese Pferde.

Zu Tony in die Box durfte nur der Reitstallbesitzer gehen, er mahnte mich mehrere Male nicht alleine in die Box zu gehen, da er angeblich jeden gnadenlos an die Wand schlug. Er hatte eine verzehrte Schulter und man sah im an, dass er Schmerzen hatte. Hängender Kopf, leidener Blick, dieses von den Körpermassen her einem Jungelefanten ähnelnde starke Pferd mit den tellergrossen Hufen stand regungslos in seiner Box. Ich wartete zum vereinbarten Termin vor der Box auf den Besitzer, der aber nicht kam und immer noch nicht kam und nach 10 Minuten immer noch nicht da war.

Mir konnte man noch nie so gut sagen, ich dürfte nicht alleine in eine Box und dass ein Pferd gefährlich sein sollte, das war für mich immer grosser Blödsinn, so dass ich dann leise die Boxentür aufmachte, leise hineinging, mich vor Tonys linker Seite in Position stellte für die speziellen Handpositionen beim Pferdereiki, die ich selber intuitiv herausfand und als die bestgeeignetesten kennengelernt habe.

Wer glaubt dass ein Pferd schläft, nur weil es schlafend aussieht, der täuscht sich sehr, ein Pferd bekommt immer sehr genau mit, wann und wer in seine Box kommt, ich war mir dessen sehr bewusst, aber ich wusste auch, ein Pferd ist so extrem intelligent und es spürt immer wer ihm gutes möchte und wer nicht, ich wusste Tony wird mich in Ruhe gewähren lassen.

Nach wenigen Minuten Handauflegen entspannte Tony seine Hinterhand, senkte den Kopf noch weiter hinunter und genoss die fliessende Reiki-Energie so hingebungsvoll, ein Genuss das zu erleben. Er wurde immer entspannter und seine Schnauze war nun nur noch wenige Zentimeter vom Boden entfernt und die Energie floss und floss durch seine Schultermuskulatur ohne Ende. Völlig entspannt standen Tony und ich in der Box, bis er auf einmal mit allem was er an Gewicht hatte nach hinten kippte an die alte gemauerte und poröse Wand. Ein lautes Krawumm machte sich im Stall breit, er war eingeschlafen, verlor das Gleichgewicht und kippte ungebremst an diese Wand. Er erschrak, ich erschrak, für Sekunden rührten wir uns beide nicht, bis er sich schüttelte wie ein nasser Hund und sich wieder in Position stellte, was ich dann auch tat. Ich konnte nicht an dem umfangreichen Tony vorbeischauen ob die Wand gehalten hat, ich konnte es nur hoffen.

Der Besitzer kam angelaufen, da der Knall weit über den Hof zu hören war, sah mich in der Box, wollte noch sagen ob ich des Wahnsinns sei, alleine hineingegangen zu sein, sah dann aber wie unendlich entspannt der gute Tony war und der Besitzer war nur äusserst verblüfft, welche Wirkung Reiki so haben kann. „Da hat er aber seine inneren Mauern eingerissen, wenn er so brav bei einem fremden Menschen stehen bleibt, mein lieber Mann", sagte der Besitzer und ich erwiderte: "ja und beinnahe auch noch die Stallwand, aber lassen wir ihn weiter geniessen, morgen ist er wieder fit".

Tony war am nächsten Tag wieder im Einsatz und ich wusste ich hatte einen Pferdefreund mehr gewonnen. Und nicht nur das, auch der Tonybesitzer wollte von da an von mir behandelt werden. So nebenbei erwähnt sei noch, dass der Tonybesitzer auch der Rappenbesitzer war, was ich bis dahin noch gar nicht wusste und so kam es dass ich dann auch später meinen Rappen Roman sehr günstig übernehmen konnte, womit sich ein weiterer Kreis schloss, aber das ist eine andere Geschichte.

Ich hoffe liebe Leserinnen und Leser, diese Geschichte, die sich genau so zugetragen hat, hat Ihnen gefallen. Ich bin mir ganz sicher, jeder der Reiki praktiziert, erlebt solche oder ähnliche Geschichten. Reiki-Praktizierende können mich gerne darauf ansprechen, die Erlebnisse von ihnen in einer speziellen Rubrik mit in die Reikimeisterliste mit aufzunehmen.

Erlebnisse mit Reiki mit Mensch, Tier, Natur, ich würde mich freuen über zahlreiche Zuschriften.

Reiki mit Tieren macht in meiner Arbeit mit Reiki nur einen kleinen Prozentsatz aus im Vergleich zu Reikibehandlungen am Menschen, aber in absehbarer Zeit so hoffe ich, werde ich meine „Reiki-Tier-Geschichten" veröffentlichen, gesammelt in einem Buch über Reiki mit Tieren, inklusive meiner Arbeit mit der „Happy Horses Care Company" Kinder des Windes, meine Pferdeschutzorganisation, der faire Umgang mit dem Pferd, mit sehr vielen Tipps zu Pferde-Reiki und zum Umgang mit Pferden. *Manuela Naujoks-Gries*

Schlusswort

Liebe Leserinnen und Leser, ich hoffe die Einblicke in die Reiki-Wege unserer Porträtierten haben Ihnen gefallen. Vielleicht konnten wir Sie berühren und vielleicht möchten Sie noch mehr über Reiki erfahren und auch diesen lichtvollen Weg gehen. Es würde mich sehr freuen. Auch wenn Sie sich einen anderen Weg aussuchen wünsche ich Ihnen, auch im Namen aller Porträtierten, viel Erfolg, Glück, Licht und Liebe.

Alles Liebe
Ihre Manuela Naujoks-Gries

Andere Publikationen des Verlages sehen Sie auf den Internetseiten
www.litfass-lebensart.com.

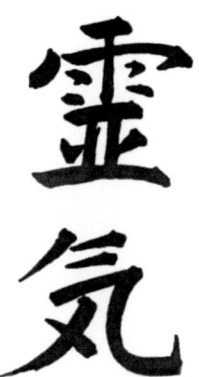

Weitere Reikimeisterinnen und Reikimeister, Reikilehrerinnen und Reikilehrer finden Sie hier!

Rheandra Heike Kickeritz
Pater-Kolbe-Straße 4
04416 Markkleeberg
Tel.: 0341/350 31 67
Email: rheandra@rheandra.de
Firmenname: „healing touch center RHEANDRA"
Reiki, Engel, Heilsteine, Farben, Bach-Blüten, Touch for Health, Chakrentherapie und Blockadenlösung mit dem Pendel. Lebens- und Gesundheitsberatung. Kabbalistische Namens- und Datenanalyse.

Mariananda Telefonnummer: +49 - 30- 86 20 13 79. www.enneagramtraining.de.

Sabine Rudolph-Nolte
Wohlenbütteler Str. 72
21388 Soderstorf
Tel.: 04132-933424
Email: Energiestudio@yahoo.de
www.Sabines-Energiestudio.de.
Reiki + Reikiweihen, Meditation, Spirituelle Gesprächs- und Arbeitsgruppen, Bachblüten, Edelsteine, Kräuterkunde, Erstellen von Kabbalahs, Numeroskopen, DGH-Mitglied, Rückführungen und Tiefenentspannung, Wellness- und Klangschalensitzungen, Energiemassagen, Seminare.

Karin-Maria Weber
Hauptstraße 3
25727 Krumstedt
Tel: 0 48 30 - 14 61
Email: info@lichtundbewusstsein.de
www.lichtundbewusstsein.de
Reiki, Reiki-Seminare und Behandlungen, ganzheitlichen Gesundheitsberaterin.
Dozentin für Anti Stress-Seminare/Körperbewußtsein. Durchführung von: Engel- und Edelsteinworkshops, spirituelle Lebensberatung. Außerdem: Emotionale Bänder lösen, Chakren lesen, Fremdenergien trennen und verirrte Seelen ins Licht schicken. Lesungen empfangener Botschaften, von Engeln inspiriert, mit Buchverkauf und -versand, Vorträge und Workshops.

Sabine Bendlin
Amandusstrasse 7
26871 Aschendorf
Email: Atlantisportal@web.de
www.Atlantis-Portal.de
Reiki- und Energie-Einweihungen (Ferneinweihungen in bis zu 130 verschiedenen Systemen), sowie Energietransfer und Geistheilung auf hohen Niveau. Beraterportal für Ratsuchende und diejenigen, die energetisch endlich etwas ändern wollen. Ausgesuchte Berater mit speziellen Gaben.

Gudrun Ortlieb
Parkstrasse 5 c
31188 Holle
Email: gg.ortlieb@t-online.de
Tel.: 0 50 62 - 13 22 / 8 97 68 82
Gesundheitspraktikerin BfG für Entspannung, Vitalität & Innere Balance in den Methoden: Hatha-Yoga, Autogenes Training, Meditation, Reiki.
Reikimeisterin/Lehrerin der natürlichen Heilung nach Dr. Mikao Usui.

Ruth Maria Leiteritz
Reiki-Ausbildung und Behandlung
Reiki mobil
St.Tönnisstr. 61
50769 Köln-Worringen
Tel. 0221/3998190, Mobil: 0163/3549228
Email: webmaster@reiki-jetzt.de, www.reiki-jetzt.de
Reiki- Ausbildung und Behandlung, Reiki mobil, ganzheitliche Heilkunde, Lichtarbeit, Sterbebegleitung, spirituelles Wachsen, Kommunikation auf allen Ebenen. Mitglied in Interessengemeinschaft freier Reikipraktizierender IFR, Mietglied im Deutschen Reiki Bund DRB, Mitglied Dachverband Geistiges Heilen DGH. Aufnahme im Projekt „Reiki und Schulmedizin".

Ulrike Alina Krückel
Helping Hands
Meister /Leherer
Amselstr.20
51069 Köln
Email: ukthelpinghands@aol.com, www.helpinghands-koeln.de
Tel: 0 22 1 - 9 69 71 57, Mobil 0172 - 207466
Reiki, Reikiweihen, Chakra-Balance-Massage mit Aura-Soma-Ölen, Metamorphische Methode, Geistigesheilen Grad I und II, Kryon -Schule, Heil-,und Energiefolien Herstellung, Meditationskreis, Magier.

Gabriele Schmitz
Dorfstrasse 4-6
53125 Bonn
Tel. 0228-4296961
Email: gabriele.reiki@gmx.de
Reiki, Reikiweihen, Seminare „ das licht in sich Selbst erkennen – leben und teilen",
ursächliche Zielerkennung - Stärken und Schwächen - Chakrenthematisierung und
Chakrenharmonisierung - kosmische Gesetze - Affirmationen für das wahre Selbst -
das eigene licht bewusst spüren - Bewusstseinsschulung - Wahrnehmungsschulung
- selbstständiges lösen von alten Programmen - selbstständiges integrieren von neu-
en - selbstbestimmten Programmen - visionieren - manifestieren - die Grundmotivation
hinter den eigenen Gedanken - Gefühlen und Handlungen - Herzensqualitäten.

Diane Ost
Hauptstrasse 54
63594 Hasselroth/Niedermittlau
Tel. 06055-9079092
Email: engelzauber2807@aol.com
Homepage: www.engelzauber.q27.de
Reiki, Reikiweihen, Parapsychologie, Kartenlegen, Meister/Lehrerausbildungen in
Kundalini - Reiki, Karuna Ki - Reiki, Isis Seichim - Reiki, Imara - Reiki , Einweihung und
Ausbildung durch Lord Sananda - Lady Nada, Saint Germain und Lady Quan Yin in
aufgestiegene Meister - Reiki, Engel´s Reiki - Einweihung & Ausbildung in 12 Erzengel
sowie zum Schaman in Ama Deus Healing, Astrologie und Chirologie.

Alan Hagen
Waldstr. 11
64653 Lorsch Bergstrasse
Email: sonnenenergie@hotmail.de
Tel.: 0174 - 1 33 29 36
Reiki-Lehrer-Grad, Einweihung in die Christus- und Sonnenenergie, energetische Haus-
entstörung, Geistheilung, Musik- und Klangtherapie, Edelsteintherapie.

Brigitte Corpataux
Reikimeisterin, Systemischer Coach
Städtel 22 und Radarstrasse 5
D-64711 Erbach und CH-3013 Bern
Email:corpataux@corcoaching.com
www.corcoaching.com
Tel. 00 49 - 60 62 - 95 51 67
und 00 41 - 7 94 36 - 33 79

Doris Mock
Reikimeisterin - Reikilehrerin,
Am alten Weinberg 1
65207 Wiesbaden
Tel. 0 61 22 - 58 67 42
Email: doris.mock@reiki-wiesbaden.eu
www.reiki-wiesbaden.eu und www.christusenergie.net
Reiki, Reikiweihen, Fernreiki, Bioenergetikerin Extrasens" Biomeditatin.

Radojka Flöer
Heilpraktikerin
Institut „master-concept"
Seminare-Marketing&Vertrieb
Seestr. 90
70174 Stuttgart
Telefon: 0711-2998161 und Mobil: 0162-1843759
Fax: 0711-25394967
Email: info@heilpraktikerin-floeer.de
www.bio-stimulation-floeer.de
www.micro-energie-therapie.de
www.biolifting-floeer.de
www.floeer.mynuskin.com und www.floeer.mynewskin.ch
Reiki, Reikiweihen, Bio-Stimulation nach Flöer jetzt, Micro-Energie Therapie nach
Flöer; Biolifting nach Flöer. Eigenes Ausbildungs-Institut „master-concept.

Marina Wolff
Mentalheilung
Reiki Meisterin - Lehrerin
Hintere Gasse 3
75038 Oberderdingen
Tel. 0 70 45 - 20 13 85
Email: marinareiki1@aol.com, www.marinareiki1.mynuskin.com.

Unmatta D. Wehrle
Heilpraktikerin
Reikimeister, - Lehrerin
Markgräflerstr. 11
79189 Bad Krozingen
Email: Unmatta@t-online.de
Tel: 0 76 33 - 160 000 9
Familienstellen, Psychotherapie HP, Craniosacrale Therapie, Transomatic Dialoque
Therapie, Naturheilpraxis.

Marie Reibling
Reikizentrum - Marie
Arankaweg 4
85221 Dachau
Telefon: 08131/87896
Fax: 08131/3359 567
Email: m.reibling@reikizentrum-marie.de
www.reikizentrum-marie.de
Reiki, Reikiweihen, Fernreiki, Lebensberatung durch TAROT und Tarot der Engel, Engelssitzungen, Hypnose, Engelrituale/Lichtarbeit, Engels-CD und Engelskärtchen der Weisheit, Schutzengelkontakte, Horoskope, Reiki-Edelsteinkurse, Pendelkurse/ Pendelsitzungen, Tarot-Kartenlegekurse, auch Tarot der Engel, Kartenlege-Fernkurse

---

Liebe Reiki-Praktizierende! Viele buchten einen Porträt-Platz, überwiesen dann aber nicht rechtzeitig, viele buchten, aber schickten/mailten mir Ihre Unterlagen und / oder Eintragsdaten nicht, auch nach gaaaanz vielen Bitten meinerseits, IHR seid leider nicht mit dabei in diesem schönen Reiki-Porträt-Buch, vielleicht klappt es ja beim nächsten Mal!

Alles Liebe, Manuela Naujoks-Gries.

Verlagspublikationen

Das Reiki-Portrait-Buch I erhalten Sie in jedem Buchhandel
ISBN 3-8334-2713-2
und bei uns

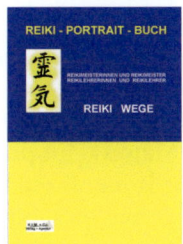

Das Reiki-Porträt-Buch II erhalten Sie in jedem Buchhandel
ISBN
und bei uns.

Das Mutmacherbuch von Manuela Naujoks-Gries
ISBN 3-9806446-0-X   • 10,23
erhalten Sie auch in jedem Buchhandel und bei uns.

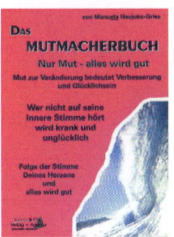

K.i.m. + Co. Verlag + Agentur
Weserstraße 9a - 31626 Hassbergen
Tel. 0 50 24 - 944 772 - email: ela2000@aol.com

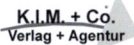

Buchworkshop – „Jeder ist ein Autor"

von Manuela Naujoks-Gries

- **Jeder ist ein Autor!!!**
- **Der Traum vom eigenen Buch – vom Wunsch zur Wirklichkeit !**
- **Wie schreibt man ein Buch?**
- **Was gibt es dabei alles zu wissen und zu beachten?**
- **Das eigene Buch von A bis Z.**
- **Schreiben koennen viele - aber wie ein Buch gemacht wird, wissen nur wenige. Bringen Sie Ihr Manuskript professionell bis zum Status „vor Druckabgabe" - es ist wichtig fuer Ihren Erfolg und dass Sie Chancen bei Verlagen haben - Oder Sie gehen Ihren eigenen Weg mit Ihrem Buch - Wir zeigen Ihnen wie Sie Ihr Buch auf alle Faelle veroeffentlicht wird und auf alle Faelle in den nationalen und internationalen Buchhandel gelangt. Das wichtigste ist das professionelle Vorbereiten Ihres Manuskripts bis zur Druckabgabe.**
- **Wir helfen darueber hinaus gerne dabei Ihr dann druckfertiges Buch kostenguenstig mit ISBN drucken zu lassen und sind Ihnen auch wenn gewuenscht bei Ihrer Umschlaggestaltung (ebenfalls durckreif).**

Ob es Kochrezepte, Gedichte, eigene Liedertexte, Kurzgeschichten aus dem Dorf- oder Stadtleben, Biografien, Autobiografien, Familienchroniken, Sach- und Fachbuecher, Foto- und Bilderbuecher, Kinderbuecher sind – was moechten Sie schreiben, worueber wollten Sie schon immer schreiben? Es kommt nicht darauf an einen Bestseller zu landen, sondern darauf, dass man aus dem was Sie moechten und in Gedanken haben ein Buch machen kann. Ein Bestseller kann Ihr Buch danach jederzeit werden. Wenn Sie moechten ist das Buch nur fuer Sie selbst und Ihre Familie, wenn Sie moechten, dann kann man es in jedem Buchladen der Welt kaufen. Sie sind da voellig frei. Wir zeigen Ihnen den Weg. Es geht in diesem Buch-Workshop, der sich bereits im Markt etabliert hat, um die Freude am Schaffen des eigenen Werkes.

Viele moechten gerne ein Buch schreiben, wissen aber nicht wie.

Die wichtigsten Fragen für das Entstehen eines Buches:

- Seitenanzahl – wie wird sie berechnet?
- Kapitel- Wie viele und was gibt es hierbei zu beachten?
- Wie schreibt man die Einleitung, die Danksagung, gibt es eine Widmung?
- Wo kommt das Copyright hin?
- Auf welcher Seite faengt man mit dem Text ueberhaupt an?
- Wie ist die Grund-Logik eines Buches, sein Aufbau, die Struktur?

- Was ist ein Stichwortgeruest? Was ist ein Schusterjunge und ein Huren-kind?
- Wie macht man Index und Anhang?
- Was muss unbedingt auf den hinteren Umschlag?
- Was ist die ISBN und wie erhaelt man sie, damit das Buch ueberall auf der Welt in jedem Buchladen zu kaufen ist?
- Die Idee fuer den Umschlag
- Die Umsetzung der Idee fuer den Umschlag, Layout, evtl. Logo
- Wohin zum Schluss mit dem fertigen Manuskript und dem Umschlag?
- Wer druckt es? Wie teuer ist das? (der fruehere Druckweg war unerschwing-lich teuer, der heutige Weg ist fuer jedermann bezahlbar).
- Was macht man mit Buchagenturen?
- Die Wahl der richtigen Buchagentur fuer den richtigen Verlag. Ein Auto-technikverlag kann nichts mit einem Kinderbuchmanuskript anfangen und aehnlich.

All diese Fragen hielten Menschen bisher davon ab, ein Buch zu schreiben und <u>ich weiss, das muss nicht sein</u>. Aufgrund der Erfahrungen mit meinem Verlag, mit meinem eigenen Buechern, mit den Buechern, die ich fuer andere schrieb und drucken liess, mit Autoren, die ich begleitete bis zum eigenen Werk machten es fuer mich moeglich und gaben mir die Idee, dieses Wissen in einen Workshop zu geben, damit <u>Sie</u> daraus schoepfen koennen. Mein Buchworkshop ist das Original und wurde zigfach aber nur unzureichend von anderen Verlagen kopiert.

Das eigene Buch in den Haenden zu halten ist etwas ganz besonderes und viele traeumen nicht umsonst davon ein Autor zu sein.

In jedem Menschen steckt ein Autor, ein Darsteller, ein Akteur, eine Botschaft, schoepferische Kraft und ein Mitteilungsbeduerfnis.

Ich kann Ihnen nicht versprechen, dass Ihr Buch am Ende ein Bestseller wird, so eine Prognose waere zu themenabhaengig, marktabhaengig, aber sie erhalten von mir das komplette Ruestzeug rund fuer das eigene Buch, den Rest entscheidet das Glueck. Dieser Workshop soll in erster Linie die Freude am eigenen Werk vermitteln und jedem helfen sich seinen Wunsch zu erfuellen, sein eigenes Buch erstellen zu koennen.

Sie sind nach dem Workshop in der Lage viele Buecher zu schreiben (so viele wie Sie moechten) und zu veroeffentlichen, so oft Sie moechten).

Gerade deshalb ist der Workshop auch dann fuer Sie interessant, wenn Sie noch gar kein Thema haben, ueber das Sie schreiben moechten. Kennen Sie erst einmal die Technik und haben Sie das Wissen aus dem Workshop, dann koennen Sie ueber jedes Thema ein Buch schreiben.

Dieser Workshop ist auch fuer alle diejenigen geeignet, die keine mehrfachen 1000er Euroscheine im Strumpf liegen haben, sondern sich Schritt fuer Schritt auch finanziell ihren Traum vom eigenen Buch erfuellen moechten.

Soll Ihr Buch nach dem Workshop in den Druck gehen und soll es fuer jedermann ueber den Handel verkaeuflich sein, kann ich Ihnen auch hier helfend zur Seite stehen. Kontakte, Adressen, den Weg bis zum Ziel erhalten Sie von mir. Ohne Mehrkosten.

Normalerweise und herkoemmlich ist der Buchdruck sehr teuer. Deswegen trauten sich viele nicht, sich darum zu bemuehen wie man ein Buch macht. Diese Zeiten sind vorbei, heute kann jeder ein Autor sein. Die professionelle, schnelle und guenstige Buchdruckmoeglichkeit der vorangeschrittenen Techniken des Buchdrucks machen es moeglich, dass auch Sie bald Ihr eigenes Werk in den Haenden halten koennen. Und was meinen Sie wer darueber alles staunen wird?

Es ist ein schoenes Gefuehl zu wissen, dass man Ihr Buch ueberall auf der Welt in jedem Buchhandel bestellen und kaufen kann. Und auch wenn Sie Ihr Buch nur fuer den Familienbedarf erstellen lassen moechten, ist es ein schoenes Gefuehl.

Sie haben Ihr Manuskript immer wieder an buchverlegende Verlage geschickt, aber immer nur Ablehnungen erhalten? Oft liegt es am Manuskript. Die buchverlegenden Verlage nehmen heutzutage nur noch professionell vorbereitetes Material an, so dass der Weg bis zum Druck nicht mehr so weit ist. Und die Verlage arbeiten fast ausschliesslich nur noch mit Buchagenturen zusammen, die nicht unbedingt aus der Schreiberei stammen. Der Weg fuer einen neuen Autor, neue Autorin ist also normalerweise sehr schwer. Mit meinem Buchworkshop sind sie unabhaengig, bringen Ihr Buch selbst heraus und entdeckt werden von guten Verlegern kann es dann immer noch. So ist der Weg heutzutage und so ist er am einfachsten. Oder Sie können dann Ihr professionell vorbereitetes Buch erneut an buchverlegende Verlage einsenden.

Die Nachteile des Autorenlebens frueher:

Der herkoemmliche Weg der frueheren Autoren war einsam, steinig, teuer, kostete viel Lehrgeld, beinhaltete Frust. Buchten Autoren frueher Einzelseminare bei Verlagen, so waren sie ganz schnell schon am Anfang viele Tausender los, bevor sie ihr erstes Buch in den Haenden hielten und dann kam erst die grossen Kosten, die Layoutberatung, das Lektorieren, das Drucken, der Vertrieb. Fuer das fertige Werk haette man sich auch ein Auto kaufen koennen. Das muß so nicht sein.

Die Vorteile des Buch-Workshops im Ueberblick:

Mein Weg ist guenstig fuer Sie - fuer jedermann erschwinglich, unkompliziert, jeder kann es lernen.

Sie lernen von mir, wie man ein Buch macht, ob und wann sie es drucken bleibt ihnen und ihrem Budget ueberlassen, aber es ist auf jeden Fall guenstig. Es geht Schritt fuer Schritt. Der Workshopinhalt ist umfangreich und dennoch leicht und versetzt Sie in die Lage einmal und dann immer wieder ein Buch zu schreiben, so oft Sie es moechten.

Sie erhalten von mir alle guten Kontakte, Adressen, Ansprechpartner, das macht Ihnen den Weg frei. Und ich stehe Ihnen auch nach dem Seminar beratend zur Seite, bis Sie Ihr eigenes Buch in den Haenden halten. Ein Manuskript-Service kostet sonst viele hundert Euro.Beratung, Betreuung, Kontaktadressen schlagen auch mit einigen hundert Euro zu Buche. Bei mir haben Sie alles inklusive zu einem unschlagbar guenstigen „all inklusive-Preis".

In den Workshopgebuehren sind enthalten:

- Das komplette Wissen wie Sie ein Buch bis zum Druck vorbereiten
- Von der Idee, ueber den Umschlag, die Gestaltung, die Einleitung, die Danksagung, Widmung, Kapitel, Abschluss, alle Fragen vom Anfang bis zur ISBN-Nr. Siehe auch Vorteile meines Buch-Workshops
- Meine Erfahrungen und mein Wissen
- Adressen von Buchdruckunternehmen, die fuer Sie auch das Verlegen uebernehmen, wenn Sie es moechten.
- Ausfuehrliche Unterlagen inklusive.

Workshop-Preis: all inklusive nur 249,- •

Anmeldung bitte an:

K.i.m. + Co. Verlag + Agentur, Manuela Naujoks-Gries, Weserstraße 9a, 31626 Haßbergen, Tel. 05024-944772, email: ela2000@aol.com oder ueber das komfortable **Online-Anmeldeformular** auf meinen Seiten im Internet **www.buchworkshop.de** .

Zusatzmoeglichkeiten auf Wunsch:

Die Umschlagideenfindung fuer IHR Buch - bis hin zum fertigen Layout - bis hin zur druckfertigen Stufe. Sie brauchen es dann nur noch an die von uns empfohlene Buchdruckerei geben/senden (per CD oder pdf).

Sie möchten lieber dass wir Ihr komplettes Manuskript in ein Buch verwandeln? Sie moechten lieber dass wir alle Arbeiten fuer Sie uebernehmen? Kein Problem, dann koennen Sie sich auch dafuer ein genaues Angebot einholen. (Manuskript bitte auf CD oder pdf an mich senden). Je nach Seitenzahl kostet die Komplettfertigung

Ihres Buches von uns zwischen 1.200 (bis 100 Seiten, ca. Format A5, schwarz-weiss im Innenteil und Umschlag in Farbe) und 3.800 Euro (bis maximal 300 Seiten, ca. Format A5, schwarz-weiss Innenteil, Farbe Umschlag). Die genauen Details muessen aber besprochen werden, bitte kontaktieren Sie mich in diesem Fall.

Ihre Manuela Naujoks-Gries

- · Buchautorin
- · Verlagsinhaberin
- · Redakteurin und Journalistin
- · Seminarleiterin
- · Reikimeisterin und –lehrerin
- · Therapeutin - Beraterin

K.i.m. + Co. Verlag + Agentur (gegruendet 1992), Niedersachsen

----

Bestellung

Fernseminar / Selbstlernseminar - Mein Buchworkshop fuer Zuhause - Preis 249,- Euro

----

Bitte kopieren Sie sich diesen Abschnitt und senden Sie ihn an :

Manuela Naujoks-Gries, K.i.m. + Co. Verlag + Agentur, Weserstrasse 9a, 31626 Hassbergen

_____

Name/Vorname:
Firma:
Strasse:
PLZ / Ort:
Telefon:
Email-Adresse:

_____

Der Buchworkshop/Fernseminar wird per Nachnahme (oder Voraus-kasse bei Erstkontakt durch das Internet) versendet. Vielen Dank und viel Erfolg!